图说小儿家庭中医护理

主 审 石 岩

主 编 于 睿 马影蕊

人民卫生出版社
·北京·

图书在版编目（CIP）数据

图说小儿家庭中医护理 / 于睿，马影蕊主编. —北京：人民卫生出版社，2021.9

ISBN 978-7-117-32037-5

Ⅰ．①图… Ⅱ．①于… ②马… Ⅲ．①中医儿科学—护理学—普及读物 Ⅳ．①R248.4-49

中国版本图书馆CIP数据核字（2021）第178743号

| 人卫智网 | www.ipmph.com | 医学教育、学术、考试、健康，购书智慧智能综合服务平台 |
| 人卫官网 | www.pmph.com | 人卫官方资讯发布平台 |

图说小儿家庭中医护理

Tushuo Xiaoer Jiating Zhongyi Huli

主　　编：于　睿　马影蕊
出版发行：人民卫生出版社（中继线 010-59780011）
地　　址：北京市朝阳区潘家园南里 19 号
邮　　编：100021
E - mail：pmph @ pmph.com
购书热线：010-59787592　010-59787584　010-65264830
印　　刷：中农印务有限公司
经　　销：新华书店
开　　本：787 × 1092　1/16　　印张：13
字　　数：239 千字
版　　次：2021 年 9 月第 1 版
印　　次：2021 年 11 月第 1 次印刷
标准书号：ISBN 978-7-117-32037-5
定　　价：79.00 元

打击盗版举报电话：010-59787491　E-mail：WQ @ pmph.com
质量问题联系电话：010-59787234　E-mail：zhiliang @ pmph.com

序

古医者多为医、药、护三重身份于一身，故中医儿科护理之历史，虽源远流长，却多散见于古籍，或只言片语，或混杂交融，于古未成体系，致后世之习承，恐有疏漏。

随西学之东渐，中医几度浮沉，学子几疑中医济世之功，多有彷徨，然吾辈未敢有所懈怠，勉力勤学，希冀承众医家之大成，广传中医儿科护理之技法，以慰小儿之疾苦、亲友之痛心！

近几十年，中医儿科护理崭露头角，得以挖掘、整理和完善，开门立户，独成中医护理学重要分支，吾辈当溯《灵》《素》之源，集众医家之成，乘中医药发展之历史性机遇——国务院《中医药发展战略规划纲要（2016—2030年）》发展中医药上升为国家战略。

编者皆我国中医儿科中流砥柱，实干新兴之才。主编为第四批全国优秀中医人才、全国名老中医专家学术经验继承人、"兴辽英才计划－高层次人才培养支持计划"辽宁特聘教授。他们或就职于临床一线，不分昼夜，不辞辛苦，不计得失，救患儿于危难；或授业于课堂，爱岗敬业，无私奉献，谆谆教诲，传道解惑育人。

众编者皆以德行为先，担济世之任，修身养性，查小儿之病，静气微心，呼吸与会，始化己身为病身，呻吟痛愁，恍惚而来，皆化己心为病心。一心向学，博览汇通，勤勉钻研，奋发有为，力探中医儿科之奥，承扬中医儿科之妙！现今恰逢中医药发展之契机，吾辈自当竭尽薄力，丰中医儿科护理之羽翼，富中医儿科护理之概要，展中医儿科护理之风采！

因吾辈之才难免有所不齐，加之时间仓促，虽三易其稿，仍恐有未尽之意、未明之言，其间如有疏漏，敬请同仁批评指正。

辽宁中医药大学党委书记　石岩
2021 年 5 月

前　言

　　宝宝的一举一动、一颦一笑时刻都牵动着父母的心，也只有当自己成为亲手养育孩子的父母时，才能真正切身体会到其中的百味杂陈。尤其当看到宝宝生病的样子，有满心满眼的怜惜、焦虑和不知所措；也有病情好转时的欣喜、愉悦和莫大安慰。一言概之：拥有健康的宝宝才是每个家庭最幸福的事。于是，为了宝宝的健康成长，宝爸宝妈们不惜一切代价，想要把自己全副武装成集育婴师、营养师、儿科保健医生、儿科护士、心理医生、急救人员为一身的"超人"。

　　本书的撰写恰恰满足了家长上述的诸多需求，它像百宝箱一样，装满了各种照料儿童的正确方法和有效途径。全书共分为四章，以儿童保健为切入点，不仅介绍了小儿的体质和五脏特点，生长发育规律以及不同年龄阶段的养护要点，更是选择了越来越受到广泛青睐且较为安全、温和的中医方式，将小儿的急症、慢性病和传染病的家庭养护娓娓道来。尤其在中医的养护知识方面特色鲜明，首先教会了家长辨认不同的疾病证型，又从饮食、起居、情志等方面给出了贴心细致的提示，最后还为大家列举了安全实用的食疗方和简单易学的中医护理技术。通篇选用浅显易懂的语言，加以喜闻乐见的手绘插图，深入浅出地编写成此书，旨在最大限度地帮助家长掌握儿童营养、儿童保健和疾病养护方面的知识，为宝宝打造全方位的健康基础与安全屏障，让宝宝少生病、健康快乐地成长。

　　本书的编写团队有来自临床的经验丰富的医生、护士，也有多年从事儿科护理、中医护理的教师，秉承理论与实践相结合，教学与临床相呼应，中医与西医相融合的理念，使本书能成为年轻父母科学育儿的好帮手，儿童健康成长的好伴侣。

　　经过全体编者的共同努力，本书就要与各位读者见面了，在此聊写数语，非常开心能把此书推荐给大家。"读得懂，帮得上，用着好"是我们执笔编写本书的初衷，希望能够帮到更多的家长学会调养孩子的身体。相信越来越多的家长会远离那些手忙脚乱的日子，也希望越来越多的孩子能得到更专业的照护。另外，在编写的过程中，也借鉴了很多临床专家学者提供的宝贵经验，在此一并致以衷心的感谢！最后诚恳地希望阅读本书的广大读者能够不吝提出您宝贵的建议和指导，与我们交流探讨，使本书能日臻完善。

于睿　马影蕊

2021 年 8 月

目　录

第一章

小儿生长发育特点及
养护要点

小儿一直处于生长发育的过程中，在体质、五脏等方面都与成人不同。因此，绝不能简单地将小儿看成是成人的缩影。小儿有其生长发育的特点，了解这些特点，对于掌握小儿生长发育规律，指导儿童保健、养护、疾病防治有着重要的意义。

第一节　小儿体质特点

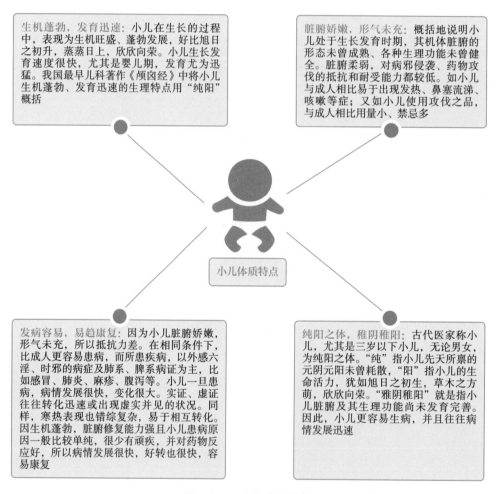

生机蓬勃，发育迅速：小儿在生长的过程中，表现为生机旺盛、蓬勃发展，好比旭日之初升，蒸蒸日上，欣欣向荣。小儿生长发育速度很快，尤其是婴儿期，发育尤为迅猛。我国最早儿科著作《颅囟经》中将小儿生机蓬勃、发育迅速的生理特点用"纯阳"概括

脏腑娇嫩，形气未充：概括地说明小儿处于生长发育时期，其机体脏腑的形态未曾成熟、各种生理功能未曾健全。脏腑柔弱，对病邪侵袭、药物攻伐的抵抗和耐受能力都较低。如小儿与成人相比易于出现发热、鼻塞流涕、咳嗽等症；又如小儿使用攻伐之品，与成人相比用量小、禁忌多

小儿体质特点

发病容易，易趋康复：因为小儿脏腑娇嫩，形气未充，所以抵抗力差。在相同条件下，比成人更容易患病，而所患疾病，以外感六淫、时邪的病症及肺系、脾系病证为主，比如感冒、肺炎、麻疹、腹泻等。小儿一旦患病，病情发展很快，变化很大。实证、虚证往往转化迅速或出现虚实并见的状况。同样，寒热表现也错综复杂，易于相互转化。因生机蓬勃，脏腑修复能力强且小儿患病原因一般比较单纯，很少有顽疾，并对药物反应好，所以病情发展很快，好转也很快，容易康复

纯阳之体，稚阴稚阳：古代医家称小儿，尤其是三岁以下小儿，无论男女，为纯阳之体。"纯"指小儿先天所禀的元阴元阳未曾耗散，"阳"指小儿的生命活力，犹如旭日之初生，草木之方萌，欣欣向荣。"稚阴稚阳"就是指小儿脏腑及其生理功能尚未发育完善。因此，小儿更容易生病，并且往往病情发展迅速

图 1-1-1　小儿体质特点

（初　丹）

第二节　小儿五脏特点

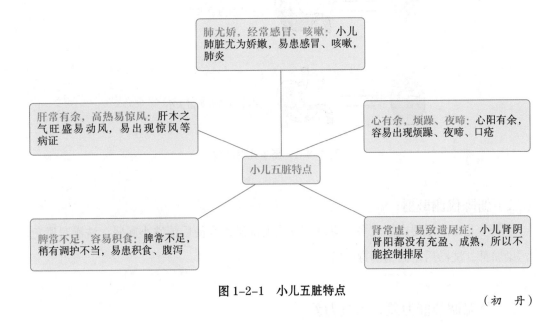

肺尤娇，经常感冒、咳嗽：小儿肺脏尤为娇嫩，易患感冒、咳嗽、肺炎

肝常有余，高热易惊风：肝木之气旺盛易动风，易出现惊风等病证

心有余，烦躁、夜啼：心阳有余，容易出现烦躁、夜啼、口疮

小儿五脏特点

脾常不足，容易积食：脾常不足，稍有调护不当，易患积食、腹泻

肾常虚，易致遗尿症：小儿肾阴肾阳都没有充盈、成熟，所以不能控制排尿

图 1-2-1　小儿五脏特点

（初　丹）

第三节　不同年龄段的养护要求

一、新生儿期适应能力差，养护很重要

新生儿指出生 28 天以内的小儿。这时期小儿刚刚脱离母体，十分娇弱，抵抗能力和适应能力都较差，需要非常精心的护理。

（一）母乳是最适合新生儿的食物

提倡母乳喂养，并应尽早让孩子吸吮。刚出生的新生儿胃非常小，只有玻璃球大小，一周后有杏大小，一个月后有鸡蛋大小（图 1-3-1）。应根据实际情况按需哺乳，不要硬套任何标准。

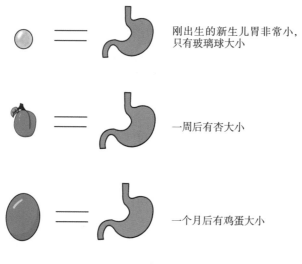

刚出生的新生儿胃非常小，只有玻璃球大小

一周后有杏大小

一个月后有鸡蛋大小

图 1-3-1　新生儿期的胃

（二）新陈代谢旺盛

新生儿每天尿便次数较多，应每天或隔天洗澡，大便后清洗小屁屁。洗澡时避免污染脐部，洗澡后用酒精消毒肚脐。

（三）体温调节能力差、抵抗力差

要注意保暖，室温以 22～24℃为宜，家居环境应清洁卫生，尽量避免与过多外来人接触。

二、婴儿期生长发育迅速，营养要跟上

婴儿期是指出生后 28 天至 1 年的小儿。婴儿期是人一生中生长发育最快的时期。在这一年中，体重增长了 2～3 倍，身高增长了 1.5 倍，乳牙开始萌出，从只吃奶变成吃各种食物，从只会哭到会说简单的话。由于婴儿期生长发育较快，所以对营养的要求比较高（图 1-3-2）。但是婴儿的脾胃还是很稚嫩，稍有养护不当，就容易损伤脾胃，导致小儿生病。

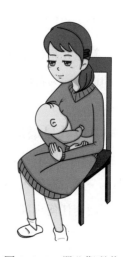

（一）注意添加维生素 D

对于 6 个月以内的婴儿来说，母乳可以满足一切营养需

图 1-3-2　婴儿期喂养

求，可不额外添加任何食物。婴儿出生两周后应每日添加维生素 D，以促进钙的吸收。混合喂养的孩子，隔天添加即可。

（二）辅食添加

婴儿期 4～6 个月，可以逐渐添加辅食，并注意添加含铁丰富的辅食，提倡从含铁米糊开始，逐一添加，逐渐习惯各种食物。

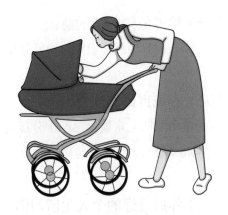

（三）注意活动，促进发育

多带婴儿到户外呼吸新鲜空气（图 1-3-3），晒太阳，或与孩子一起做主被动操，以促进骨骼发育。

图 1-3-3 婴儿期户外活动

三、幼儿期注意预防外感疾病

幼儿期指 1～3 周岁小儿。这时期小儿生长发育比婴儿期慢，但随着与成人接触增多，动作、语言、智力都获得很大发展。同时囟门闭合、乳牙出齐，食物逐渐过渡到与成人相同，并且学会控制大小便。幼儿期外界活动进一步增多，最常见的疾病是感受外邪所致的感冒、咳嗽等肺系疾病，以及积食、腹泻等脾胃系疾病。

（一）培养孩子良好的饮食习惯

培养幼儿良好的饮食习惯，不要偏食、挑食。作为家长，应尽量丰富孩子的餐桌，做出可口美味的饭菜，使孩子乐于接受各种食物。

（二）建立良好的睡眠习惯

建立幼儿良好的睡眠习惯，早睡早起，合理午睡（图 1-3-4）。

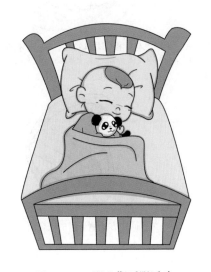

四、学龄前期好动活泼，小心中毒和意外伤害

学龄前期是指 3～7 周岁的小儿。这一时

图 1-3-4 婴儿期睡眠活动

期的小儿体重增长较慢，而身高增长较快。随着与成人及同龄人的接触增多，语言、行为发育都有了飞跃。随着学龄前期孩子活动范围的加大，除了幼儿期常见的外感疾病和脾胃系疾病外，外伤甚至中毒情况也有发生。

（一）培养危险防范的意识

家长应教会孩子识别与防范危险的常识，同时，应掌握一定的急救知识。

（二）养成良好的饮食习惯

学龄前期儿童饮食已经十分接近成人，基本与成人同时进餐。为了孩子的健康，应养成少盐、多维生素与矿物质的饮食习惯，食物应多样化，定时定量进餐。

（三）养成良好的个人生活习惯

学龄前期应教会孩子正确刷牙方法（图1-3-5），养成定期洗头、洗澡的卫生习惯。培养正确的坐、立、行走姿势，避免造成脊柱异常弯曲、驼背。注意用眼卫生，防止发生近视。

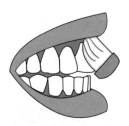

A. 牙刷毛与牙根部呈45°角，先刷牙的外侧面，以2~3颗牙为一组，上下刷动，避免动作过大

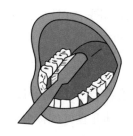

B. 同样方法刷牙齿的内侧面

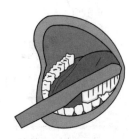

C. 同样方法刷牙齿的咬合面

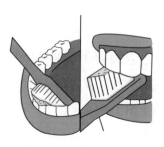

D. 刷前门牙内侧时，需要将刷头竖放在牙面上，使前部刷毛接触牙龈缘，上下刷动

图1-3-5 巴氏刷牙法

五、学龄期器官发育接近成人，注意心理发育

学龄期是指 7 ~ 12 周岁的小儿。此时的小儿脏腑发育逐渐完善，接近成人。乳牙脱落，恒牙萌出，大脑发育基本完成。这一时期儿童所患疾病的特点也与成人接近，治疗与用药也更接近成人。学龄期儿童每天除完成作业外，保证睡眠、积极进行体育运动也十分重要（图 1-3-6）。不要一味强调学习成绩，而忽略了孩子性格和良好习惯的培养。要注重孩子身心两方面的健康。

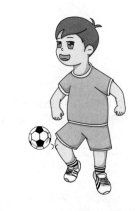

图 1-3-6　学龄前儿童体育运动

（初　丹）

第四节　小儿发育指标参考

一、儿童生长发育参照标准

人的生长发育是指从受精卵到成人的成熟过程。儿童的生长发育虽然是在潜移默化中进行的，但是有一些指标可作为参考，家长们可以对照参考标准，了解自家孩子的生长发育状况。

儿童生长发育参照标准

	男	身高 /cm 女		男	体重 /kg 女		男	头围 /cm 女	
出生时	45.2 ~ 55.8	44.7 ~ 55.0		2.26 ~ 4.66	2.26 ~ 4.65		30.9 ~ 37.9	30.4 ~ 37.5	
	俯卧抬头，对声音有反应 前囟为顶骨与额骨之间的菱形缝，后囟为顶骨与枕骨之间的三角形缝。前囟门出生时为 1.5 ~ 2cm，在 1 ~ 1.5 岁左右闭合。后囟在出生时已经很小或闭合，最迟在出生后 6 ~ 8 周完全闭合。囟门闭合早晚是衡量颅骨发育的重要指标，闭合过早或过迟都是发育异常的表现。如果发现囟门饱满、隆起或下陷，则是疾病的征象								
	男	身高 /cm 女		男	体重 /kg 女		男	头围 /cm 女	
1 个月	48.7 ~ 61.2	47.9 ~ 59.9		3.09 ~ 6.33	2.98 ~ 6.05		33.3 ~ 40.7	32.6 ~ 39.9	
	大动作：拉手腕可坐起，头可竖直 2 秒 **精细动作**：触碰手掌，会握紧拳头 **认知能力**：眼睛能跟踪红色球过中线；听到声音有反应 **语言能力**：自己会发出细小喉音；会倾听说话声 **社会性**：会用眼睛跟踪走动的人；被抱时能安静下来								

续表

	男	身高/cm	女	男	体重/kg	女	男	头围/cm	女
	52.2~65.7		51.1~64.1	3.94~7.97		3.72~7.46	35.2~42.9		34.5~41.8

2个月

大动作：拉手腕可坐起，头可竖直 5 秒；俯卧时头可抬离床面
精细动作：拨浪鼓在手中能留握片刻
认知能力：立刻注意大玩具；喜欢触摸身边物品
语言能力：能发出 a、o、e 等元音
社会性：开始微笑；逗引时有反应

	男	身高/cm	女	男	体重/cm	女	男	头围/cm	女
	55.3~69.0		54.2~67.5	4.69~9.37		4.40~8.71	36.7~44.6		36.0~43.4

3个月

大动作：俯卧时可抬头 45°；抱直时头稳
精细动作：两手可握在一起；抓着东西会摇晃
认知能力：眼睛跟踪红色球可转 180°；会追看物体
语言能力：能笑出声
社会性：见人会笑

	男	身高/cm	女	男	体重/cm	女	男	头围/cm	女
	57.9~71.7		56.7~70.0	5.25~10.39		4.93~9.66	38.0~45.9		37.2~44.6

4个月

大动作：俯卧时可抬头 90°；扶腋可站片刻
精细动作：会摇动并注视拨浪鼓
认知能力：能把玩具放入口中；能找到声源
语言能力：高声叫、咿呀学语；分辨生气或温和声调
社会性：认识亲人；会大声笑

	男	身高/cm	女	男	体重/kg	女	男	头围/cm	女
	59.9~73.9		58.6~72.1	5.66~11.15		5.33~10.38	39.0~46.9		38.1~45.7

5个月

大动作：轻拉腕部即可坐起；独坐头身向前倾
精细动作：会抓住近处玩具；会伸手够取悬挂物
认知能力：拿住一积木注视另一积木；会看动的物品
语言能力：会对人及物发声；会注视说话者的口型
社会性：见食物兴奋

	男	身高/cm	女	男	体重/kg	女	男	头围/cm	女
	61.4~75.8		60.1~74.0	5.97~11.72		5.64~10.93	39.8~47.7		38.9~46.5

6个月

大动作：会俯卧翻身
精细动作：会撕纸；会用整个小手握物
认知能力：两手同时拿住两块积木；玩具失落会找
语言能力：叫名字转头
社会性：会自食饼干；会躲猫猫

续表

	男	身高/cm	女	男	体重/kg	女	男	头围/cm	女
7个月	62.7~77.4		61.3~75.6	6.24~12.20		5.90~11.40	40.4~48.4		39.5~47.2

大动作: 独坐自如;会玩弄双脚
精细动作: 会把弄直径约0.5cm的小物品;会两手分别抓东西
认知能力: 会积木换手;会伸手够远处玩具
语言能力: 发da-da、ma-ma声,但无所指;会改变声音高低、强弱
社会性: 对镜有游戏反应;能分辨出生人

	男	身高/cm	女	男	体重/kg	女	男	头围/cm	女
8个月	63.9~78.9		62.5~77.3	6.46~12.60		6.13~11.80	41.0~48.9		40.1~47.7

大动作: 双手扶物可站立
精细动作: 拇指、无名指能捏住小丸;手拿两块积木,并试图取第三块
认知能力: 持续用手追逐玩具;有意识地摇铃
语言能力: 模仿声音;会发出低声调的音(自言自语)
社会性: 懂得成人面部表情;跟母亲撒娇

	男	身高/cm	女	男	体重/kg	女	男	头围/cm	女
9个月	65.2~80.5		63.7~78.9	6.67~12.99		6.34~12.18	41.5~49.4		40.5~48.2

大动作: 会爬;拉双手会走
精细动作: 拇指、示指能捏住小丸;会丢掉手里的东西
认知能力: 从杯中取出积木、积木对敲;会把东西塞入容器中
语言能力: 会用手势表示欢迎、再见;发清晰的复元音
社会性: 会表示不要

	男	身高/cm	女	男	体重/kg	女	男	头围/cm	女
10个月	66.4~82.1		64.9~80.5	6.86~13.34		6.53~12.52	41.9~49.8		40.9~48.6

大动作: 拉住栏杆能站起;扶栏杆可走
精细动作: 拇指、示指动作熟练;双手能协调运动
认知能力: 拿掉扣住积木的杯子,并玩积木;找盒内的东西;模仿别人的动作
语言能力: 能根据语意而行动;使用母子互知语言对话
社会性: 懂得常见物及人的名称,并会表示;反复做受夸奖的动作

	男	身高/cm	女	男	体重/kg	女	男	头围/cm	女
11个月	67.5~83.6		66.1~82.0	7.04~13.68		6.71~12.85	42.3~50.2		41.3~49.0

大动作: 会扶物蹲下取物;独站片刻;爬台阶
精细动作: 会打开包积木的纸;会用两个手指捏东西
认知能力: 积木放入杯中;模仿玩具小车;认知事物的关联性
语言能力: 有意识地发一个字音;知道制止和命令
社会性: 懂得"不";模仿拍娃娃

续表

	男	身高/cm	女	男	体重/kg	女	男	头围/cm	女
	68.6~85.0		67.2~83.4	7.21~14.00		6.87~13.15	42.6~50.5		41.5~49.3
12个月	**大动作**：可独自站稳；牵一只手可以走 **精细动作**：试把小丸投入小瓶；会全掌握笔随意乱画 **认知能力**：会盖瓶盖儿 **语言能力**：有所指地叫妈妈、爸爸；向他要东西知道给 **社会性**：穿衣知道配合；会玩捉人游戏								

	男	身高/cm	女	男	体重/kg	女	男	头围/cm	女
	71.2~88.9		70.2~87.4	7.68~14.88		7.34~14.02	43.2~51.1		42.2~50.0
15个月	**大动作**：走得稳 **精细动作**：能叠两块积木 **认知能力**：理解并能指出身体的两个部分 **语言能力**：能说3个字的短句；模仿难发的音 t, d, n **社会性**：模仿做家务；能体验与成人一起玩得愉快的心情								

	男	身高/cm	女	男	体重/kg	女	男	头围/cm	女
	73.6~92.4		72.8~91.0	8.13~15.75		7.79~14.90	43.7~51.6		42.8~50.5
18个月	**大动作**：一只手扶着上楼梯 **精细动作**：尝试自己脱外套；能自己吃饭 **认知能力**：指出画面上的人和物 **语言能力**：两词发音 **社会性**：认生；选择游戏								

注：3岁前，请让孩子平躺测量身长；3岁及3岁后测量身高。

二、牙齿

人一生有两副牙齿—乳牙和恒牙。乳牙一共20颗，从4~10个月开始萌出，1岁时有6~8颗乳牙，最迟2.5岁乳牙出齐（图1-4-1）。6岁左右开始换牙，20~30岁恒牙出齐。各月龄乳牙的数目可用下列公式粗略计算。乳牙的数目＝月龄－（4~6）。齿为骨之余，牙齿的发育是了解小儿骨发育的一项指标。需要注意的是，乳牙的萌出早晚差异很大，早的4个月乳牙即可萌出，晚的可能到1岁乳牙才有萌出，主要与遗传有关，与缺钙关系不大。

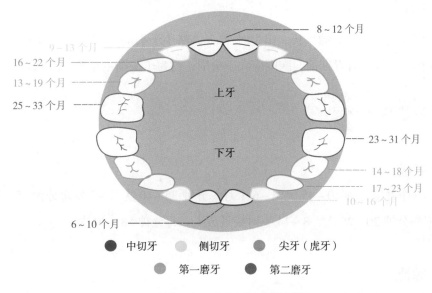

图 1-4-1　小儿牙齿发育指标

三、囟门

出生时后囟很小或已闭合，最迟 6~8 周龄闭合。前囟出生时 1.5~2cm，6 个月后逐渐固化变小，在 1~1.5 岁完全闭合。

四、头围

头围的测量在两岁时最有价值（图 1-4-2）。头围的大小与双亲的头围有关，头围过小提示脑发育不良，头围增长过速提示脑积水。

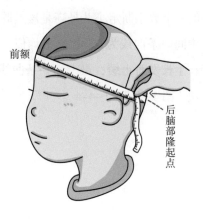

头围的测量方法
头围指从头部前额至后脑部隆起点再到前额一圈的长度。

头围的范围

岁段	头围 /cm	岁段	头围 /cm
6 月~1 岁	44~48	1~2 岁	47~49
2~3 岁	48~50	3~5 岁	49~52
5~14 岁	52~54	14 岁~成人	54~56

图 1-4-2　小儿头围发育指标

五、胸围

胸围代表肺与胸廓的生长。出生时 32cm，略小于头围 1~2cm，一岁左右胸围约等于头围，一岁至青春期前，胸围应大于头围，约为（头围＋年龄 -1）cm。

六、各时期生命体征

（一）呼吸

1~3 个月每分钟 40~45 次，4~6 个月每分钟 35~40 次，1~3 岁每分钟 25~30 次，4~7 岁每分钟 20~25 次，8~14 岁时接近成人，每分钟 18~20 次。

（二）脉搏

1 岁以内每分钟 120~140 次，1~3 岁每分钟 100~120 次，3~5 岁每分钟 90~110 次，5~7 岁每分钟 80~100 次，7~12 岁时接近成人，每分钟 70~90 次。

（三）血压

收缩压（毫米汞柱）＝ 80＋2×年龄　舒张压（毫米汞柱）＝（1/2~2/3）×收缩压

七、生长曲线

每个月为孩子测量 1 次身高、体重，在标准生长曲线图上，按照相应的年龄（月龄），将测量的数值画在坐标点上，连续测量几次后，将这些点连接起来这条曲线就是小儿的生长曲线了。家长可以通过生长曲线图来了解小儿的生长情况，比简单用某次测量的一个数字断定小儿是高是矮是胖是瘦要更科学。标准生长曲线由若干条曲线组成，中间一条曲线为 0，代表平均值。最下面一条曲线为 -3，如果低于这一水平，可能存在生长发育迟缓；最上面一条曲线为＋3，如果高于这一水平，可能存在生长发育过速（图 1-4-3、1-4-4）。

身长／身高-年龄曲线图（女孩）
生长～5岁

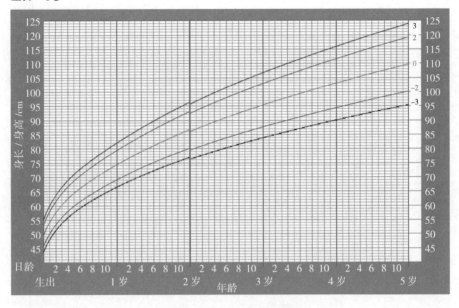

图1-4-3　女孩生长曲线

身长／身高-年龄曲线图（男孩）
生长～5岁

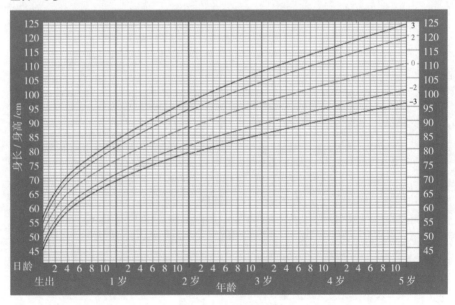

图1-4-4　男孩生长曲线

（初　丹）

第二章

小儿急症的早期家庭调护

第一节 发热

发热是儿童疾病最常见的症状，最易引起父母亲的担心。

【概论】

发热是身体与入侵病原微生物作战的一种保护性反应，是人体发动免疫系统抵抗感染的一个过程。正常小儿腋表体温为 36 ~ 37℃（肛表体温比口表体温高约 0.2℃，口表体温比腋表体温高约 0.3℃），腋表体温如超过 37.3℃可认为是发热。每天 2 ~ 6 点稍低，13 ~ 18 点稍高。

（一）儿童的正常体温及体温的测量

正常体温范围受年龄和测量部位的影响（图 2-1-1、图 2-1-2、图 2-1-3，表 2-1-1 ）。

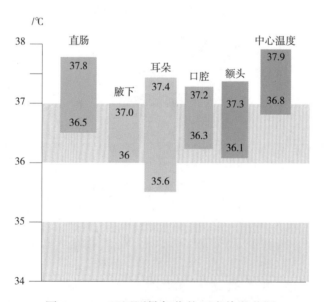

图 2-1-1 不同测量部位的正常体温范围

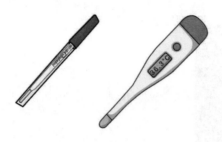
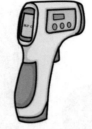
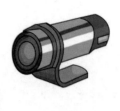

A. 玻璃水银体温计　　B. 电子体温计　　C. 红外线电子耳道体温计　　D. 红外线测温仪

图 2-1-2　常用体温计类型

表 2-1-1　不同年龄段儿童正常体温

年龄	体温 /℃
3 个月	37.5
6 个月	37.5
1 岁	37.7
3 岁	37.2
5 岁	37
7 岁	36.8
9 岁	36.7
11 岁	36.7
13 岁	36.6

体温测量的建议

直肠测温虽然适用于婴幼儿，结果准确，但出于安全性和耐受性的考虑，新生儿测体温还是应采用腋下电子体温计；而 1 个月至 5 岁儿童可采用腋下电子体温计或红外线测温仪。

化学标点（相变）测温（额贴）方法不可靠，不主张采用。

口腔、直肠采用电子测温计测体温最为经济有效。

（二）发热的分度

以口腔温度为标准（图 2-1-3）。

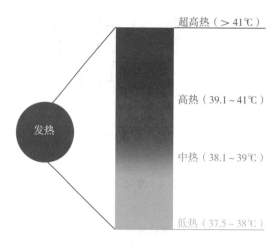

图 2-1-3　发热分度

（三）发热的原因

分为外因和内因。外因：很多，因食、因寒、因热；内因：纯粹内因的发热即生理性发热，体温调节能力受到影响而发热，比如中暑等。

中医理解发热：小儿是"稚阴稚阳"体质，且"阳相对有余"。因此，小儿不仅容易受到阳热邪气的侵袭引起发热，而且有时感受到阴寒邪气或是食物在体内不消化，也会引起热证。但也有小儿因先天体质不足或因生病时间较长，阴液亏虚明显，体内会有虚热产生。此外，还有一种特殊的发热，称为"暑热证"。这个多是在盛热的夏天，热邪积累于肺胃，而不能透发出来所致。经验来说因伤食（积食）和因受寒引起的发热居多，小儿发热只要对症处理，两三天应有好转，如没好转应及时就医。

【辨证】

中医一般把发热分为外感发热、肺胃实热、阴虚发热及暑热四种类型。家长除了注意观察发热外，还需要观察其他不适表现，了解发热原因，并根据原因来选择正确的养护方法。

（一）外感发热

小儿发热的最常见类型，通常有两种表现：一种是外感风寒，小儿常表现为发热较轻，但怕冷怕风不出汗，鼻塞，流鼻涕，打喷嚏，有时还会有头痛，咽喉发痒。观察舌苔，会看到舌色无明显变化，苔薄白小儿的指纹是鲜红的。另一种是外感风热：

小儿常表现为发热较重，微微出汗或不出汗，流黄稠的鼻涕，咽喉疼痛明显，舌苔薄黄，指纹颜色会偏紫红色。

（二）肺胃发热

小儿常表现为高热，口气臭（可能是酸臭或腐臭），大便干燥或排稀便（都偏臭），颜面发红，没有食欲不想吃东西，睡眠不实，不停翻动（所谓胃不和卧不安）。观察苔色会看到颜色发红，舌苔偏厚，逐渐变黄变腻。

（三）阴虚肺热

在儿童中，相对少见，小儿多表现为下午或傍晚发热，手心脚心较热，没有食欲，睡觉不踏实，特别不爱出汗，观察舌色偏红，舌苔少或出现剥落，指纹是淡紫色的。

（四）暑热证

通常在天气特别炎热时出现，持续时间较长，多为低热或中度热，精神差，爱睡觉，食欲不振，口渴爱喝水，出汗少，排尿多，观察舌色偏红，舌苔薄白或黄腻，指纹是紫色的。

【 生活起居 】

（一）环境与休息

房间清洁，安静，无光线声音刺激。室温保持在 22～24℃。空气流通每天至少一次（将患儿转移到其他房间）。

（二）体温观察

体温在 38℃ 以下时，一般不需要特殊处理，每 4 小时测量体温一次，多给孩子饮水；38～38.5℃ 高温时，1～2 小时测量体温一次，穿较薄的衣物，促进皮肤散热；退热后，及时更换汗湿的衣物；体温高于 38.5℃ 且持续时间较长，应及时就医。

（三）家庭实用物理降温法

1. 头部湿冷敷　将湿毛巾敷于发热宝宝的前额，2～3 分钟换一次。
2. 退热贴　贴于宝宝的前额和颈部两次（图 2-1-4），4 小时更换。

3．擦浴 用温水擦洗宝宝的上肢、下肢、颈部、腋下、腹股沟（图2-1-5）。

4．温水浴 门窗关好，不可有对流风或直吹风，室温在24～26℃之间，水量没至躯干，用35～37℃温水全擦浴，促进蒸发散热（图2-1-6）。

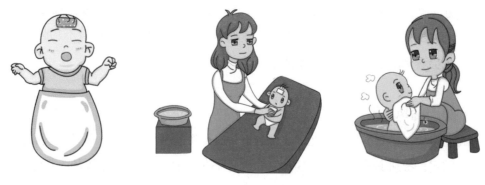

图2-1-4 头部贴退热贴　　　　图2-1-5 温水擦浴　　　　图2-1-6 温水浴

（四）特别注意的发热

体温超过38.5℃，活动力差，虚弱，无法进食，剧烈呕吐；抽筋，头部僵硬；本身有严重疾病；连续发热两天以上。上述情况应立刻就医。

【饮食调护】

（一）小儿发热时的饮食原则

1．流质和半流质饮食优先考虑。发热期间，无论大人还是孩子都更偏爱流质（图2-1-7，图2-1-8）。未添加辅食的小宝宝尽可能多喝奶；添加辅食的宝宝除可以增加喝奶量，还可以多喂食白开水和米汤；大一些的孩子还可以多喝些清淡的汤。

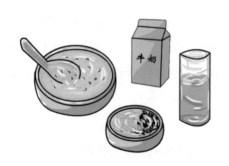
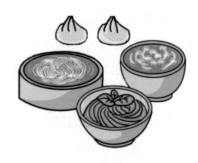

图2-1-7 流质食物　　　　图2-1-8 半流质食物

2. 宝宝喜欢的营养食物应被优先考虑。因生病导致食欲下降，尤其要尊重孩子的口味，想吃什么都不妨给宝宝吃一些。

3. 发热期间，不宜添加新辅食。发热期间消化系统功能减弱，机体可能处于高致敏状态，此时摄入新食物易引起过敏等疾病。

4. 多给宝宝喝白开水。水可加速体内有害物质的排泄，帮助宝宝恢复健康（图2-1-9）。

5. 饮食应以清淡，易消化为主，少食多餐，避免大量进食和进食不易消化的食物（图2-1-10）。忌食油腻、辛辣、寒凉、甜咸的食物（图2-1-11）。

6. 不强迫孩子进食。强迫孩子进食会伤害脾胃功能。即使很长时间没进食，父母也不要强求，孩子会依据自己需要吃东西，一旦身体康复，他的食欲自然也会随之好转。

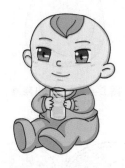

图2-1-9　宝宝多饮水

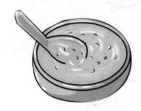

图2-1-10　清淡易消化食物

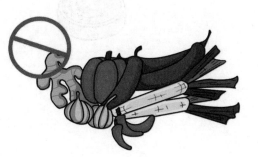

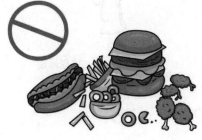

图2-1-11　发热时禁忌食物

（二）发热时的饮食调理

正确选用合理的膳食，有助于疾病的治疗和身体的康复。

1. **补充优质蛋白食物** 发热是机体消耗能量的过程，多补充优质蛋白食物，如瘦肉、鸡蛋、牛奶（图2-1-12）。

2. **补充足够水分** 宝宝降温的主要途径是通过排出汗液、尿液等体液以使体温降低（图2-1-13，图2-1-14），为防止水分丢失过多，要多喝温开水、新鲜果汁。

3. **食物以流质、半流质为主** 米汤、绿豆汤、稀粥、烂面条、鸡蛋羹（图2-1-15）。

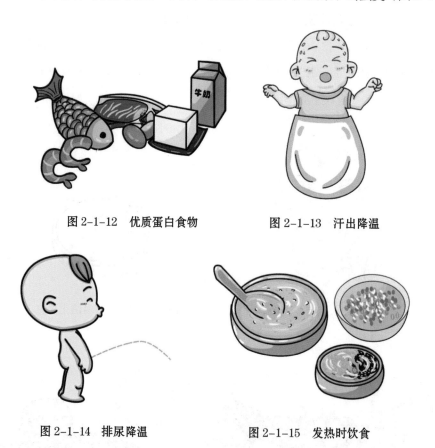

图 2-1-12　优质蛋白食物　　　　图 2-1-13　汗出降温

图 2-1-14　排尿降温　　　　图 2-1-15　发热时饮食

【中医护理技术】

（一）刮痧疗法

1. **位置** 风府穴至大椎穴，风池穴至肩井穴（图2-1-16）。

2. **目的** 刮痧具有发表清热、舒畅气血、活血化瘀的功能。对上述部位进行刮痧可以疏散风寒、发表退热，是治疗外感发热的常用穴位。

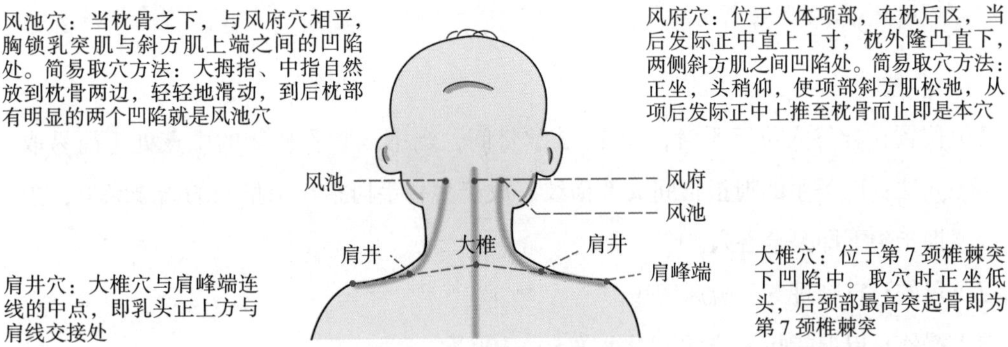

风池穴：当枕骨之下，与风府穴相平，胸锁乳突肌与斜方肌上端之间的凹陷处。简易取穴方法：大拇指、中指自然放到枕骨两边，轻轻地滑动，到后枕部有明显的两个凹陷就是风池穴

风府穴：位于人体项部，在枕后区，当后发际正中直上 1 寸，枕外隆凸直下，两侧斜方肌之间凹陷处。简易取穴方法：正坐，头稍仰，使项部斜方肌松弛，从项后发际正中上推至枕骨而止即是本穴

风池 ——— 风府
——— 风池
肩井 大椎 肩井
——— 肩峰端

肩井穴：大椎穴与肩峰端连线的中点，即乳头正上方与肩线交接处

大椎穴：位于第 7 颈椎棘突下凹陷中。取穴时正坐低头，后颈部最高突起骨即为第 7 颈椎棘突

图 2-1-16 小儿发热时刮痧疗法常用穴位

3. 操作 将凡士林或橄榄油涂抹于局部皮肤，手握刮痧板从上至下刮拭，用力宜轻柔，反复刮至皮肤发红或出痧（图 2-1-17）。

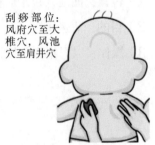

刮痧部位：风府穴至大椎穴，风池穴至肩井穴

图 2-1-17 刮痧疗法

（二）小儿发热的基本按摩手法

1. 清天河水（图 2-1-18）

（1）**位置：** 天河水穴位于前臂正中，腕横纹中点至肘横纹中点成一直线的线性穴位。

（2）**目的：** 解表发汗，退热透邪。

（3）**操作：** 从手推至肘，300～500 次，推拿手法宜轻快，速率以 150 次 / 分左右为宜。

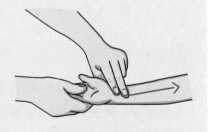

图 2-1-18 清天河水

2. 运内八卦（图 2-1-19）

（1）**位置：** 位于手掌面，以掌心为圆心，以圆心至中指指根 2/3 为半径画圆，即八卦穴。

（2）**目的：** 调理气机，宽胸利膈。

（3）**操作：** 从近小鱼际处开始顺时针方向画圈，300～500 次，推拿手法宜轻快，速率以 150 次 / 分左右为宜。

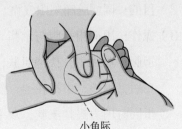

小鱼际

图 2-1-19 运内八卦

3. 穴位点按

（1）点按合谷穴（图2-1-20）

1）位置： 合谷穴位于手背，第1、2掌骨间，当第二掌骨桡侧的中点处（简易取穴法：以一手的拇指指间关节横纹，放于另一手拇指、示指间的指蹼缘上，当拇指尖下即是合谷穴。）

2）目的： 宣肺理气，疏风解表。

3）操作： 以拇指指腹按揉之，每次50~100次。

（2）点按曲池穴（图2-1-21）

1）位置： 曲池穴位于肘横纹外侧端，屈肘，当尺泽与肱骨外上髁连线之中点。

2）目的： 清热解表、疏经通络。

3）操作： 以拇指指腹按揉之，每次50~100次。

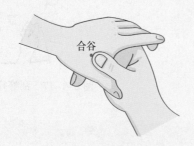

图2-1-20　点按合谷穴

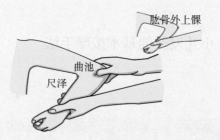

图2-1-21　点按曲池穴

4. 捏脊疗法

（1）位置： 脊背正中线，从尾骨末端起至第七颈椎。即沿着督脉的循行路线，从长强穴直至大椎穴（图2-1-22）。

（2）目的： 调整脏腑阴阳气血。

（3）操作： 用拇指指腹与示指、中指指腹相对用力，挟持肌肤，拇指在后，示指、中指在前，然后三指同时用力提拿皮肤，双手交替向上捻动，边捏边推边向颈后部

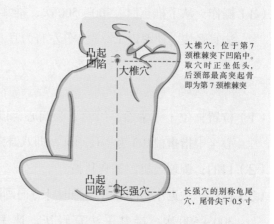

大椎穴：位于第7颈椎棘突下凹陷中。取穴时正坐低头，后颈部最高突起骨即为第7颈椎棘突

长强穴的别称龟尾穴，尾骨尖下0.5寸

图2-1-22　捏脊位置

移动。捏三次可提一次，称"捏三提一"。一般每次操作 3~5 遍（图 2-1-23）。

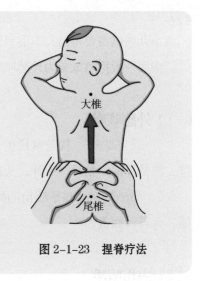

图 2-1-23 捏脊疗法

（汪 伟 沈红岩）

第二节 咳嗽

【概论】

咳嗽可以说是气管或者肺部受到刺激，机体形成的一种保护性反射动作，通过咳嗽能有效地清除呼吸道内的分泌物（图 2-2-1）。同时，咳嗽也是儿科呼吸系统疾病中最常见的症状之一，尤以婴幼儿更为多见，一年四季均可发生，但以冬春两季发生的概率最高。

中医理解咳嗽：中医认为，肺为娇脏，外合皮毛，小儿肌肤柔嫩，卫外不固，易受外邪（风、寒、燥、湿）所侵，影响肺气的通畅，而使肺气上逆引起咳嗽；小儿脾常不足，如饮食不当，易消化不良，体内湿气化成痰，滞留在肺部，影响肺气的宣散引起咳嗽；另外，如果孩子体质虚弱，或患病时间较长，肺气虚损引起咳嗽。

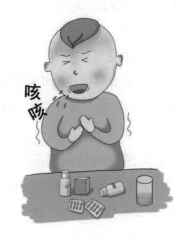

图 2-2-1 声声咳嗽真揪心
中医养护有妙招

【辨证】

小儿咳嗽需要辨证，不能只想着要止咳。

中医一般把咳嗽分为外感咳嗽和内伤咳嗽。

（一）外感咳嗽

1. 风寒咳嗽　就是常说的"着凉"引起的咳嗽。咳出的痰色白而稀，咽部发痒，流清鼻涕，怕冷，无汗，头痛，全身痛，舌苔薄而白。

2. 风热咳嗽　孩子咳出的痰色黄而黏稠，咽部疼痛，流黄色鼻涕，伴发热、口渴，舌苔薄而黄。

（二）内伤咳嗽

1. 痰热咳嗽　咳出的痰色黄而黏稠，不易咳出，伴发热、口渴，尿色黄，大便干，舌苔黄。

2. 痰湿咳嗽　孩子咳的痰比较多，颜色白而稀，胸闷，食欲差，乏力，舌苔白而腻。

3. 阴虚咳嗽　孩子老是干咳或痰少，很黏稠，不易咳出伴口干、口渴，咽喉干或痒，手脚心热，晚上睡觉出汗，舌苔少。

4. 肺虚久咳　咳嗽没有力气，痰色白而稀，面色苍白无光泽，喘息，气短，不愿说话或说话声音很小，怕冷，爱出汗。

【生活起居】

（一）注意气候变化

大多数咳嗽是由外邪侵袭所致，所以要注意气温变化，及时增减衣物，预防感冒（图2-2-2）。

（二）避免刺激咽喉部

不要长时间哭闹，大声喊叫，不要接触烟尘、花粉等刺激性气味（图2-2-3，图2-2-4）。

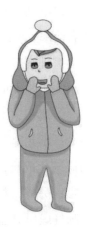

（三）注意休息、多饮水

多休息，保证睡眠质量（图2-2-5）；多喝水，以满足　　图2-2-2　及时增减衣物

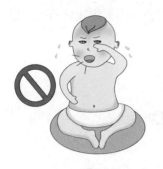

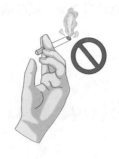

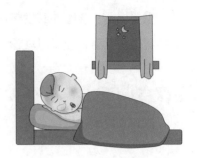

图 2-2-3　不要大声哭闹　　图 2-2-4　避免刺激性气味　　图 2-2-5　注意休息

其生理代谢需要，而且充足的水分，可帮助稀释痰液，便于痰液咳出，但绝不能用饮料代替白开水。

（四）注意保暖

在寒冷的季节，室外活动时注意保暖。

（五）加强户外运动

平日易感冒、咳嗽的孩子，多晒太阳，加强有氧运动，如跑步、打球、游泳、骑自行车（图 2-2-6）。

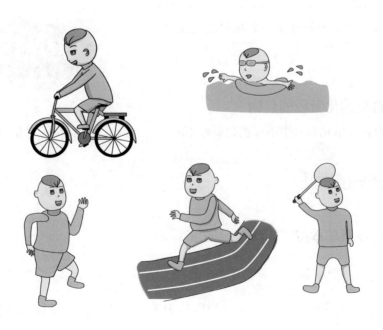

图 2-2-6　加强有氧运动

重要提示： 咳嗽伴有发热或咳嗽超过 3 天，或咳嗽剧烈，不得滥用止咳药物，以免抑制排痰反射，应及时就诊。

【饮食调护】

饮食宜清淡，尽量素食，忌生冷、油腻，富营养易消化吸收为宜。

（一）多食新鲜蔬菜及水果

新鲜蔬菜可提供无机盐及维生素，利于宝宝康复；多食含有维生素 A 的蔬果，对呼吸道黏膜的恢复有帮助，如胡萝卜、红枣、小白菜、南瓜、哈密瓜（图 2-2-7）。

（二）忌鱼、虾、蟹

忌鱼、虾、蟹，这类食物不但会加重咳嗽症状，还有可能引起小儿过敏（图 2-2-8）。

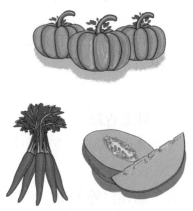

图 2-2-7　多食新鲜蔬菜及水果

（三）忌咸、甜、酸、辛辣刺激食物

食物太咸易诱发食物；甜食易生痰加重咳嗽；酸食会敛痰，使痰不易咳出；辛辣刺激性食物可诱发咳嗽。

（四）多食易消化吸收的食物

多食面食易消化，豆类不易消化最好不吃。

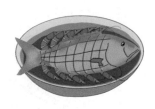

图 2-2-8　忌食鱼虾蟹

【中医护理技术】

（一）小儿咳嗽基本按摩手法

1. 平肝清肺（即平肝经，清肺经，二穴同时推）（图 2-2-9）

（1）位置： 肝穴位于示指指纹面，肺穴位于无名指指纹面。平肝清肺就是清肝经＋清肺经，两穴同推。

（2）**目的：**肝主升发肺主肃降，肝升肺降则气机调
畅，此处取宣肺清热、平肝泻火之用。

（3）**操作：**孩子掌心向上，一手握住孩子的中指，使
孩子无名指、示指暴露于上面，另一手的拇指或
中指由孩子无名指和示指指根向指尖方向同时推
300～500次。

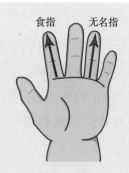

图 2-2-9　平肝清肺

2. 运内八卦（见发热 图 2-1-19）

（1）**位置：**八卦位于手掌面，以掌心为圆心，从圆心至中指横纹约2/3处为半径，
画一个圆，八卦穴就在这个圆上，称为运内八卦。

（2）**目的：**开胸膈和五脏。

（3）**操作：**使用按摩油等按摩介质，用大拇指或示、中指指尖轻轻地由乾卦起，
以顺时针的方向推运至兑卦止，周而复始画圈，手法力度一定要轻快。

（二）外感咳嗽特效按摩手法

1. 揉一窝风（图 2-2-10）

（1）**位置：**在手背腕横纹中央之凹陷中。

（2）**目的：**可以起到温中行气、止痹痛、
利关节的作用；此外揉一窝风还可以
发散风寒，宣通表里，对于寒凝经
络所引起的寒凝疼痛有很好的治疗
作用。

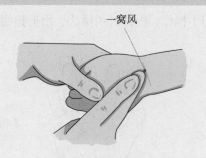

图 2-2-10　揉一窝风

（3）**操作：**用拇指或中指螺纹面，顺时针
进行按揉。

2. 揉二扇门（风寒咳嗽加揉）（图 2-2-11）

（1）**位置：** 在手背中指根两侧凹陷中，点状穴。

（2）**目的：** 发汗透表，温中散寒。主治惊风，昏厥，身热无汗。风寒外感、高热无汗。

（3）**操作：** 用两拇指甲掐揉之，掐 5~10 次，揉 100~300 次。

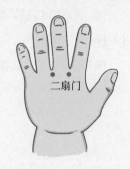

图 2-2-11　揉二扇门

3. 清天河水（风热咳嗽加揉）（见发热 图 2-1-18）

（1）**位置：** 天河水穴位于前臂正中，腕横纹中点至肘横纹中点成一直线的线性穴。

（2）**目的：** 清热解表、宣肺除烦。

（3）**操作：** 用一只手握住孩子的手腕，使其掌心向上，然后用中指、示指指腹自孩子腕横纹直推向肘横纹，推的方向一定是从腕到肘。

4. 揉掌小横纹（痰多加揉）（图 2-2-12）

（1）**位置：** 位于掌面小指尺侧根纹下小横纹处。属点性穴位。

（2）**目的：** 宣肃肺气，消肺炎，又能化痰涎，并有疏肝郁的作用。

（3）**操作：** 操作时用揉法，用拇指螺纹面按住小横纹左右揉。

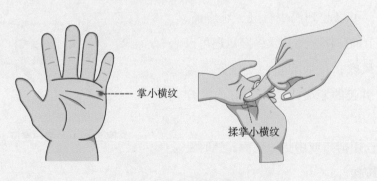

掌小横纹

揉掌小横纹

图 2-2-12　揉掌小横纹

（三）内伤咳嗽特效按摩手法

1. 清补脾（图2-2-13）

（1）**位置：**在拇指桡侧缘自指尖至指根，线状穴。

（2）**目的：**脾为后天之本，可补虚扶弱，化痰涎，助消化。

（3）**操作：**将小儿拇指伸直，自指根至指尖来回推。

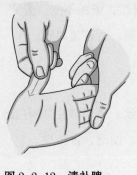

图2-2-13　清补脾

2. 揉二马（图2-2-14）

（1）**位置：**位于手背部无名指与小指掌指关节之间。

（2）**目的：**补肾滋阴，多用于虚热喘咳等症。

（3）**操作：**用拇指指腹按揉。

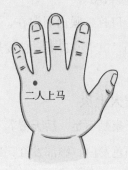

二人上马

图2-2-14　揉二马

（汪　伟　沈红岩）

第三节　鹅口疮

【概论】

鹅口疮是口腔黏膜散在或布满白屑，状如鹅口，因其色白如雪片，又名"雪口"。口腔白屑，呈点状或块状，周围可见红晕，状如凝乳，不易擦去，擦去后见黏膜红，粗糙，不痛，不流涎（图2-3-1）。一年四季均可发病，无明显季节性，好发于婴儿，尤其是新生儿及体质较弱的小婴儿。中医认为，鹅口疮为热邪熏灼口腔，感受毒秽所致。

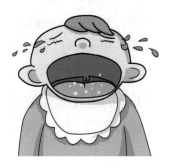

图2-3-1　鹅口疮

【辨证】

有虚实之分，实证由心脾积热引起，虚证则是虚火上炎所致。

（一）风热乘脾

口角溃疡较多，分布于口颊、上腭、牙龈、口唇等处，或为疱疹转为溃疡，周围焮红、灼热疼痛，流涎拒食，烦躁不安，爱哭闹，口臭，小便短黄，大便秘结，可伴发热、咽红、舌红、苔薄黄。

（二）心脾积热

孩子口腔黏膜白屑散在，周围发红，面红，唇红，烦躁不安，爱哭，哺乳困难，拒绝吃奶，口干或口渴，伴发热、便秘、尿少、尿黄，舌苔黄厚腻。

（三）虚火上炎

先天禀赋不足，后天喂养不当，或久病体虚所致。孩子口腔黏膜白屑散在，周围不红，面色发白，颧部发红，口干，不渴，伴发热、便溏，舌苔少。

【生活起居】

（一）注意保持口腔清洁

喝完奶后，少量温水冲洗口腔（图 2-3-2），但不要用棉签或纱布用力去擦宝宝稚嫩的口腔黏膜。

（二）每次喂养时先洗手

乳母喂奶前后温水冲洗乳头，防止病从口入；如为人工喂养，要及时清洗奶瓶、奶嘴，干净后用开水煮沸 10 ~ 15 分钟（图 2-3-3，图 2-3-4）。

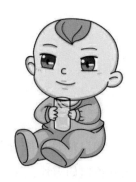

图 2-3-2　温水冲洗口腔

（三）体弱小儿加强护理

避免滥用抗生素；注意营养，适当补充 B 族维生素（图 2-3-5）。

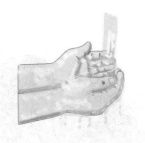
图 2-3-3　喂养前先洗手

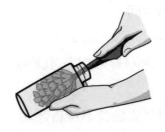
图 2-3-4　清洗奶瓶、奶嘴

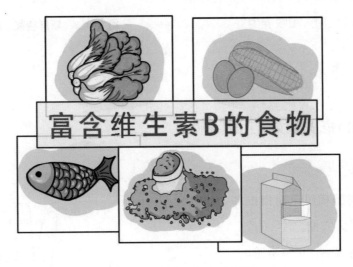

图 2-3-5　富含维生素 B 食物

【饮食调护】

鹅口疮有虚实之分，一般实证宜清淡，虚则滋阴为原则。

（一）适宜饮食

宜高热量、高维生素、易消化而温凉的流质或半流质（图 2-3-6），注意色香味调配，以引起食欲。

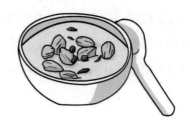
图 2-3-6　流质或半流质食物

（二）避免刺激性食物

婴幼儿口腔黏膜嫩薄，避免吃过硬、过烫食物；避免摄入过酸、过咸及刺激性食物，以免引起疼痛。

33

（三）控制喂奶时间

每次喂食时间都不要超过 20 分钟，一次喂乳不宜过饱，同时避免使用安抚奶嘴。

（四）哺乳期妇女要忌食辛辣香燥动火食物

如烟酒、大蒜、胡椒、油煎熏烤食物，多吃新鲜蔬菜、水果（图 2-3-7）；乳母使用抗生素时，可代用人工喂养为好。

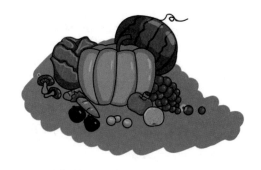

图 2-3-7　新鲜蔬菜、水果

【中医护理技术】

（一）小儿鹅口疮基本按摩手法

1. 清胃（图 2-3-8）

（1）**位置：** 自腕横纹至拇指根部，外侧缘赤白肉际处，属线型穴位。

（2）**目的：** 清胃热，止呕降逆。

（3）**操作：** 自腕横纹推向拇指根部为清胃，此穴只清不补。

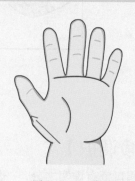

图 2-3-8　清胃

2. 清天河水（见发热 图 2-1-18）

（1）**位置：** 位于前臂正中腕横纹中点至肘横纹中点成一直线。

（2）**目的：** 清热、泻心火、除烦。

（3）**操作：** 从腕推到肘，从腕横纹的中心推到肘横纹的中心即向心方向推。

（二）小儿鹅口疮心脾积热型特效按摩手法

1. 清补脾（见咳嗽 图 2-2-13）

（1）**位置：**拇指外侧缘从指尖至指根。

（2）**目的：**和胃消食、增进食欲。

（3）**操作：**从指尖至指根，来回往返推为平补平泻，称"清补脾经"。

2. 捣小天心（图 2-3-9）

（1）**位置：**大小鱼际交接处凹陷中。

（2）**目的：**清心安神。

（3）**操作：**以中指尖或屈曲的指间关节捣之。

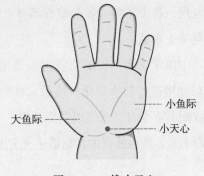

大鱼际 ——

小鱼际

小天心

图 2-3-9　捣小天心

（三）小儿鹅口疮虚火上炎型特色按摩手法

揉二马（见咳嗽 图 2-2-14）

（1）**位置：**手背无名指及小指掌指关节后凹陷部位。

（2）**目的：**滋阴去火。

（3）**操作：**以拇指的螺纹面和中指相对按揉。

（汪　伟　沈红岩）

第四节　呕吐

【概论】

　　呕吐是指胃里的内容物返入食管，再经口吐出的一种反射动作（图2-4-1），是孩子消化系统中最为常见的一种病症表现，各个年龄、各个季节都有可能出现，尤其是婴幼儿及夏季更多见。

　　中医学认为，胃的功能主要是接受和容纳摄入的食物，并对食物进行初步消化。然后，食物再由脾进一步地消化、吸收而营养全身。胃气以降为正常，各种原因导致胃气不降反而上升，则会使胃内食物随逆气上出，发生呕吐。

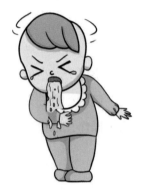

图 2-4-1　呕吐

【辨证】

　　引起呕吐的原因以感受外邪、乳食积滞、脾胃虚寒、暴受惊恐为多见。

（一）外邪犯胃

　　孩子呕吐物清稀，伴流鼻涕、发热、头痛、怕冷、全身不适等感冒症状，舌苔白腻。

（二）乳食积滞

　　喂养不当，积食导致的呕吐。呕吐频繁，吐出含有酸臭的乳块或不消化的食物残渣，面红，唇红，而且不想吃东西，拒食，腹胀，尿少，尿黄，呕吐后会觉得舒服一些。

（三）脾胃虚寒

　　先天禀赋不足，脾胃虚寒或贪食生冷，寒邪客于肠胃。常常在傍晚和夜间吐出早晨或上午的饮食，吐出的多为清稀痰水或不消化食物，神情倦怠，手脚冰凉，腹部隐痛，便溏，尿多，舌苔白。

（四）惊恐呕吐

体质较弱的小儿，突然受惊引起。呕吐物多为清水状，小儿心情烦躁，睡眠不安，面色发青。

【生活起居】

（一）注意饮食

孩子呕吐后，家长不要急于给孩子进食，以减少对孩子胃肠的刺激；呕吐较轻时，可进食易消化的流质食物，如饮用米汤，少量多次；呕吐较重时，则需暂时禁食6小时左右，包括开水也不能喝；呕吐缓解时，可以给孩子吃一些清淡少油、稀软易消化的食物，如米粥、面汤，面片等（图2-4-2）。

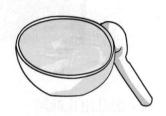

图2-4-2　易消化食物

（二）注意补充水分

鼓励孩子喝一些果汁，如苹果汁、橙汁等（图2-4-3，图2-4-4）。

（三）避免呛咳

孩子呕吐严重时，要密切关注，将孩子抱起或让孩子坐起，头向前倾，使呕吐物尽快吐出来而不会呛入气管（图2-4-5），防止窒息的发生，尤其是婴儿。

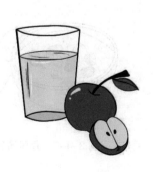 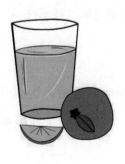 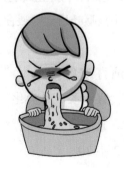

图2-4-3　苹果汁　　　　图2-4-4　橙汁　　　图2-4-5　避免呛咳

（四）注意哺乳方式

新生儿、婴儿哺乳不要过急，以防吞进空气，不可一次哺喂过量；注意哺乳方式，哺乳后竖抱小儿身体，让其趴在母亲的肩上，轻拍背部至打嗝（图2-4-6），排出空气以防吐奶。

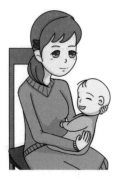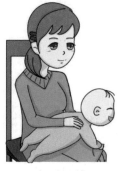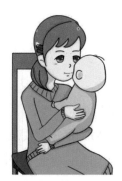

图 2-4-6　哺乳后拍嗝

（五）忌乱用止吐药

不要私自给宝宝吃任何止吐药。

重要提示：如果呕吐不伴有恶心，呈喷射状，伴头痛、颈部僵硬、精神状态异常或头部曾受外伤，可能与神经系统有关；如果婴儿哭闹不安、腹胀如鼓、呕吐物有粪臭味，则可能是肠梗阻；如果婴幼儿出现嗜睡或极度不安、囟门膨出，则是脑膜炎征象，以上情况一定要立即就诊。

【饮食调护】

（一）禁忌呕吐后立即进食

当小孩呕吐后立即喂食会引起第二波呕吐。

（二）适宜饮食

饮食宜清淡、易消化。呕吐缓解后，饮食可恢复正常，宜吃蛋、鲫鱼、鸡、红枣、莲子等制成汤品（图2-4-7）。

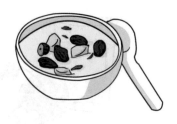

图 2-4-7　营养汤品

（三）规范饮食

饮食定时定量，食物宜新鲜、干净，避免暴饮暴食或饥不择食，不要过食辛辣、炙烤、肥腻食物。

（四）饭前饭后忌冷饮

饭前饭后喝冷饮，会影响咽喉部血液循环，降低呼吸道抵抗力（图2-4-8）；胃肠道局部容易受到冷刺激，导致腹痛等现象引起呕吐。

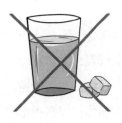

（五）呕吐期间饮食

应避免吃辛辣、油腻的食物，以及奶制品等。

图2-4-8　忌冷饮

【中医护理技术】

（一）小儿呕吐基本按摩手法

1. 清胃（见鹅口疮 图2-3-8）

（1）**位置：**自腕横纹至拇指根部，外侧缘赤白肉际处，属线型穴位。

（2）**目的：**清胃热，降逆止呕。

（3）**操作：**自腕横纹推向拇指根部为清胃，此穴只清不补。

2. 摩腹（图2-4-9）

（1）**位置：**整个腹部。

（2）**目的：**促进肠蠕动，助消化。

（3）**操作：**以手心对准肚脐，顺时针方向推揉腹部。

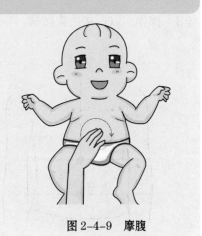

图2-4-9　摩腹

（二）小儿呕吐外邪犯胃型特效按摩手法

横纹推向板门（图 2-4-10）

（1）**位置：** 大鱼际。

（2）**目的：** 和胃降逆。

（3）**操作：** 以拇指指腹从孩子腕横纹推向拇指根。

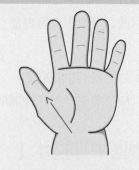

图 2-4-10　横纹推向板门

（三）小儿呕吐乳食积滞型特效按摩手法

1. 揉中脘（图 2-4-11）

（1）**位置：** 前正中线，脐中上 4 寸，胸骨下端和肚脐连接线中点。

（2）**目的：** 和胃止呕。

（3）**操作：** 以拇指指腹按揉。

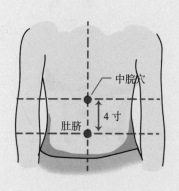

图 2-4-11　揉中脘

2. 逆运八卦（图 2-4-12）

（1）**位置：** 掌心周围，通常以内劳宫为圆心，以内劳宫至中指指根距离的 2/3 为半径所作之圆。

（2）**目的：** 降胃气，消宿食。

（3）**操作：** 以拇指螺纹面作逆时针运法，称逆运八卦。

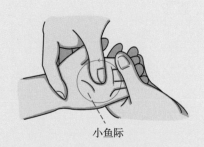

图 2-4-12　逆运八卦

（四）小儿呕吐脾胃虚寒型特效按摩手法

按揉外劳宫（图 2-4-13）

（1）**位置：**位于手背，第二、三掌骨间，指掌关节后
　　　0.5 寸凹陷中。

（2）**目的：**和中理气。

（3）**操作：**以拇指指腹按揉。

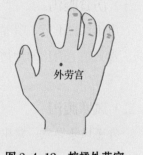

外劳宫

图 2-4-13　**按揉外劳宫**

（汪　伟　沈红岩）

第五节　腹泻

【概论】

　　小儿腹泻，又名婴幼儿消化不良，是指排便次数增多，大便稀薄甚至是水样大便，它是小儿常见病（图 2-5-1）。多见于 6 个月至 2 岁以下的婴幼儿，年龄越小，发病率越高。一年四季均可发生，夏季和秋季发生的概率更高。轻微的腹泻，治疗得当痊愈很快；腹泻症状重，反复腹泻时，容易导致孩子出现脱水和电解质紊乱，所以家长要特别注意给孩子补充水分和电解质。

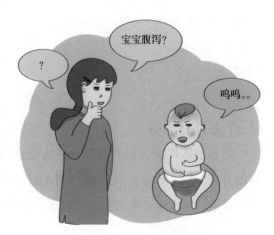

宝宝腹泻？

？

呜呜..

图 2-5-1　**宝宝腹泻**

　　中医对本病的认识，孩子腹泻多由于感受外邪，内伤乳食，导致脾胃功能紊乱，使得饮食不能正常消化和吸收，水谷混杂而下，发生腹泻。如果孩子长期喂养不当或脾胃虚弱，体内水也不能正常散布和吸收，聚水成湿，下于肠道，也可引起腹泻。

【辨证】

引起腹泻的主要原因为内伤乳食、感受外邪、脾胃虚弱、脾肾阳虚。

（一）伤食腹泻

由于饮食不节、喂养不当导致，孩子常出现腹部胀痛，腹泻后疼痛减轻，大便酸臭，常夹杂不消化的食物残渣或乳块，食欲较差，睡眠不踏实，舌苔黄厚腻。

（二）风寒腹泻

外感风寒导致，常出现大便稀，色淡，夹杂泡沫，不太臭，腹痛，肠子咕噜咕噜直响，可伴感冒症状，如怕冷，发热，流清鼻涕，咳嗽等。

（三）湿热腹泻

孩子腹泻来势汹汹，大便次数多，粪便呈黄褐色稀水或蛋花汤样，或有黏液，气味很臭，大便很急迫，或频繁大便，感觉未解干净，可伴腹痛，发热，乏力，口渴，想喝水，尿少，尿黄，舌红，苔黄腻。

（四）脾虚腹泻

腹泻常在进食后发生，粪便稀，色淡，不臭，腹泻反复发作，面色发黄无光泽，形体轻庹，精神差，乏力，舌淡苔白。

【生活起居】

（一）多补充水分

在不加重胃肠负担的前提下尽可能多给孩子饮用温开水（图 2-5-2），尤其是伴有呕吐的小儿或糖盐水补液。一次不要喝水太多，应该小口喝水。

（二）婴儿腹泻要勤换尿布

排便后家长用温水清洗臀部，用柔软清洁的棉布擦干净肛门，防止感染（图 2-5-3）。

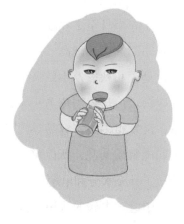

图 2-5-2　宝宝多饮温开水

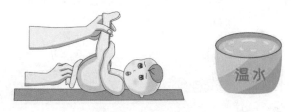

图 2-5-3　勤更换尿布

（三）家长平时应注意孩子的饮食卫生

不吃变质的食物，饮食定量定时，不能暴饮暴食。

（四）母乳喂养的孩子添加辅食原则

婴儿在添加辅食时，应遵循由少到多，由稀到稠的原则（图 2-5-4）。

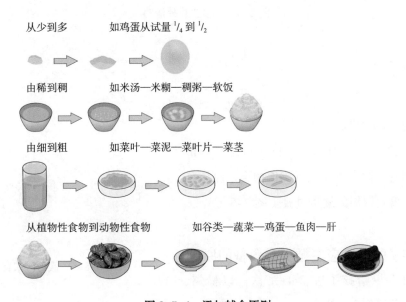

从少到多　　　如鸡蛋从试量 $\frac{1}{4}$ 到 $\frac{1}{2}$

由稀到稠　　　如米汤—米糊—稠粥—软饭

由细到粗　　　如菜叶—菜泥—菜叶片—菜茎

从植物性食物到动物性食物　　　如谷类—蔬菜—鸡蛋—鱼肉—肝

图 2-5-4　添加辅食原则

（五）平时多让孩子在户外活动

增强体质，锻炼身体，可以做跑步、踢球、游泳、打羽毛球等户外活动（图 2-5-5）。

重要提示：如果腹泻伴发热，大便为黏液血便或脓血便，频繁水泻，粪便带血或为黑便，腹泻伴剧烈腹痛，往往意味着严重的病症，应尽快前往医院就医；如果孩子出现口干舌燥，眼泪较少，且开始烦躁，囟门和眼窝也凹进去，多说明脱水较严重，家长需带小孩及时到医院治疗。

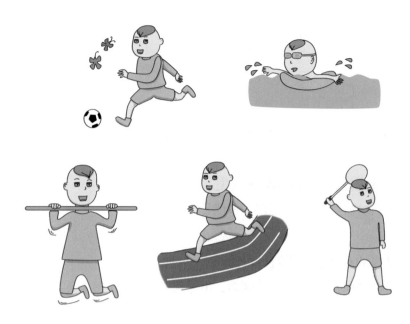

图 2-5-5　多在户外活动

【饮食调护】

（一）腹泻时控制饮食

应禁食 6～8 小时，减轻胃肠负担。病情得到控制后，饮食可先从流质食物至半流质食物开始，再到软饭的逐步过渡（图 2-5-6）。

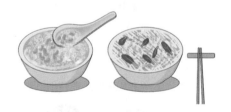

图 2-5-6　腹泻时饮食

（二）孩子的饮食应遵循少食多餐的原则

每日至少给孩子进食 4～6 次，以稀粥、烂面条等易消化食物为宜。

（三）注意腹泻后几天内不要喝牛奶

腹泻后几天内不要喝牛奶，同时不要食用脂肪含量高的食物（图 2-5-7），会导致腹泻加重。

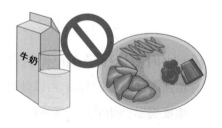

图 2-5-7　腹泻后忌高脂肪餐

（四）注意母亲的饮食

如果腹泻的孩子仍然是母乳喂养，则母亲的饮食需要特别注意，少吃荤腥油腻的食物（图 2-5-8）。

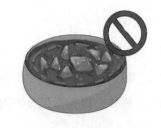

图 2-5-8 腹泻后母亲忌油腻之品

【中医护理技术】

（一）小儿腹泻基本按摩手法

> **1. 清补大肠**（图 2-5-9）
>
> （1）**位置**：示指桡侧缘（靠近大拇指的一侧）自示指尖到虎口成一直线。
>
> （2）**目的**：通利肠腑，导积滞，调理肠道。
>
> （3）**操作**：从指根推向指尖方向来回推。

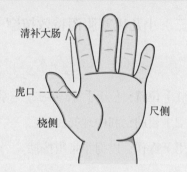

图 2-5-9 清补大肠

> **2. 摩腹**（见呕吐 图 2-4-9）
>
> （1）**位置**：整个腹部。
>
> （2）**目的**：促进肠蠕动，助消化。
>
> （3）**操作**：以手心对准肚脐，顺时针方向推揉腹部。

（二）小儿伤食腹泻特效按摩手法

> **1. 清胃**（见鹅口疮 图 2-3-8）
>
> （1）**位置**：自腕横纹至拇指根部，外侧缘赤白肉际处，属线型穴位。
>
> （2）**目的**：清胃热，降逆止呕。
>
> （3）**操作**：自腕横纹推向拇指根部为清胃，此穴只清不补。

2. 揉板门（图 2-5-10）

（1）**位置：**位于小儿手掌大鱼际中点处。

（2）**目的：**健脾和胃、消食化滞。

（3）**操作：**以拇指指腹按揉之。

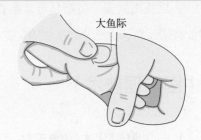

图 2-5-10　揉板门

（三）小儿风寒腹泻特效按摩手法

按揉外劳宫（见呕吐 图 2-4-13）

（1）**位置：**位于手背，第二、三掌骨间，指掌关节后 0.5 寸凹陷中。

（2）**目的：**和中理气。

（3）**操作：**以拇指指腹按揉。

（四）小儿湿热腹泻特效按摩手法

清大肠（图 2-5-11）

（1）**位置：**示指桡侧缘（靠近大拇指的一侧）自示指尖到虎口成一直线。

（2）**目的：**通利肠腑，除湿热。

（3）**操作：**从指根推向指尖方向推。

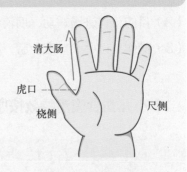

图 2-5-11　清大肠

（五）小儿脾虚腹泻特效按摩手法

1. 补脾经（图 2-5-12）

（1）**位置**：拇指外侧缘从指尖至指根。

（2）**目的**：和胃消食、增进食欲。

（3）**操作**：从指尖推至指根。

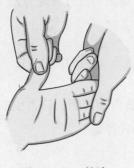

图 2-5-12　补脾

2. 运内八卦（见发热 图 2-1-20）

（1）**位置**：八卦位于手掌面，以掌心为圆心，从圆心至中指横纹约 2/3 处为半径，画一个圆，八卦穴就在这个圆上，称为运内八卦。

（2）**目的**：开胸膈，和五脏。

（3）**操作**：使用按摩油等按摩介质，用大拇指或示、中指指尖轻轻地由乾卦起，以顺时针的方向推运至兑卦止，周而复始画圈，手法力度一定要轻快。

（汪　伟　沈红岩）

第六节　尿路感染

【概论】

　　小儿尿路感染是儿科常见的感染性疾病之一，主要表现为尿频、尿急、尿痛，在婴儿期还可伴有发热、呕吐、腹泻等全身症状。本病发病率在儿童感染性疾病中仅次于呼吸道感染而位居第二位，四季皆可发病，多发生于学龄前儿童。由于女孩尿道短，尿道口外露，发生尿路感染的概率是男孩的 3～4 倍。

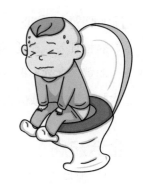

图 2-6-1　病理性尿急、尿痛

　　小儿尿路感染一般预后较好，但若不及时治疗或治疗不彻底，可反复发作，影响小儿身心健康，甚至危及生命。加之小儿尿路感染症状不典型，容易漏诊，因此重视小儿尿路感染的早期发现和诊断，尤其是婴幼儿尿路感染，并给予合理处置显得尤为重要。2 岁以下的婴儿或年幼儿不明原因的发热必须考虑尿路感染（图 2-6-1）。

【辨证】

古代医籍中无"小儿尿路感染"此病名，按其主要临床表现可归于中医"热淋"范畴。

（一）膀胱湿热证

发病比较急，小便频数刺痛，点滴而下，小便颜色黄赤或质地浑浊，大便便秘，小腹坠胀，疼痛甚至到达脐中，腰部酸痛，烦躁、口渴，婴儿可表现为哭闹不安，可伴有发热、恶心、呕吐、口苦，舌头红，舌苔黄、厚、腻。

（二）心火炽盛证

小便频急，灼热刺痛，尿色黄赤甚至尿血，少腹挛缩疼痛，口舌生疮，心烦失眠，面色红，口渴，想喝冷水，大便便秘，舌尖红，舌苔黄。

（三）肝肾阴虚证

病程时间较久，小便淋漓，色黄短赤，低热盗汗，五心烦热，颧红咽干，夜寐不安，腰膝酸软，目眩耳鸣，舌头红而嫩，舌苔少。

（四）气阴两虚证

病势缠绵，时轻时重，尿频淋漓，腰膝酸痛，面色苍白，神疲乏力，气短懒言，五心烦热，失眠，潮热，盗汗，咽部暗红，舌色淡，舌苔少。

（五）脾肾气虚证

病程日久，迁延不愈，导致脾肾气虚，小便频数，淋漓不尽，尿色浑浊，神倦乏力，面黄，食欲不振，小腹坠胀，腹痛绵绵，大便稀，甚至怕寒怕冷，手足不温，眼睑水肿，舌质淡或有齿痕，舌苔薄、腻。

【生活起居】

1. 加强儿童期卫生教育，养成良好的生活习惯，注意孩子的个人卫生，注意保持会阴部清洁，要及时更换尿布。尤其是女婴，要及时更换尿布，大便后清洗外阴及肛门，养成每日洗澡或清洗外阴的习惯。忌盆浴。患儿所用的毛巾、盆具、内裤应与成人分开。

2. 要勤换内裤，应穿棉质内裤，不要给孩子穿开裆裤及紧身内裤，不坐地玩耍，勤洗外阴以防止细菌入侵。

3. 及时发现和处理男孩包茎、女孩处女膜伞、蛲虫感染等。

4. 养成定时排便的好习惯，嘱患儿不要憋尿，及时小便，保持排尿通畅。

5. 手纸应选择无色无味的清洁手纸，要由前向后擦拭会阴，以减少泌尿系统感染的机会。

6. 消除患儿恐惧心理。

7. 增加饮食营养，加强锻炼，增强体质。

【饮食调护】

（一）注意事项

1. 患病期间多喝水，适当饮用苏打水。水可以加速孩子体内有害物质的排泄，帮助患儿恢复健康。

2. 患病期间饮食宜清淡，不吃辛辣、油腻、寒凉的食物，多吃营养丰富、多维生素、易消化的食物；增加饮食营养，宜多吃滋补益肾的食物，如瘦肉、鱼、虾、木耳等。

（二）推荐食疗方

1. 水芹菜汁　适用于膀胱湿热型尿路感染。取水芹菜，去叶捣碎，取汁，加水饮用。

2. 黄花菜汤　适用于膀胱湿热型尿路感染。取黄花菜60g，加水2碗，煎成1碗，加白糖服用。

3. 荞麦面　荞麦面煮熟食用。

【中医护理技术】

（一）点穴疗法

1. 位置　肾俞、膀胱俞、三阴交穴位。

（1）肾俞：在脊柱区，第二腰椎棘突下，后正中线旁开1.5寸。

（2）膀胱俞：在骶区，横平第二骶后孔，骶正中嵴旁开1.5寸。

（3）三阴交：在小腿内侧，内踝尖上3寸，胫骨内侧缘后际。

2.目的 清热利湿,通淋利尿。

3.操作 以示指或拇指在穴位上点按30次左右(图2-6-2、图2-6-3),以患儿有感觉为度,继而由轻到重,每次持续30分钟,每日1~2次。

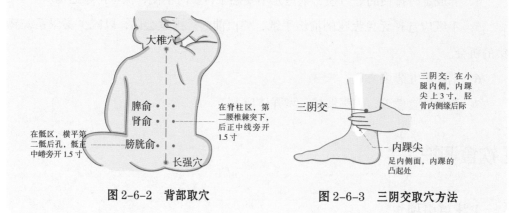

图 2-6-2　背部取穴　　　　　　　图 2-6-3　三阴交取穴方法

(二)推拿疗法

1.选穴及位置

(1)小天心:位于手掌根部、大鱼际与小鱼际交接凹陷处。

(2)二马(也叫二人上马):手背无名指与小拇指掌骨小头之间的陷中。

(3)小肠经:小指外侧端。

(4)天河水:前臂掌侧正中,自腕横纹至肘横纹成一直线。

(5)六腑:位于前臂尺侧,自肘横纹头至小指掌腕横纹头成一直线。

(6)外劳宫:位于手背,第二、三掌骨间,指掌关节后0.5寸凹陷中。

(7)肾经:小指掌面,指根到指尖。

2.目的 补肾滋阴,利尿止遗。肾气固涩,精气内守,心肾相交,遗尿自止。

3.操作

(1)捣小天心(见鹅口疮 图2-3-9):用示指或中指屈曲,以屈指关节背面捣之。

(2)揉二马(见咳嗽 图2-2-14):将孩子小指屈于掌心,用拇指或中指螺纹面左右揉之。

(3)清小肠经(图2-6-4):从指根推至指尖。

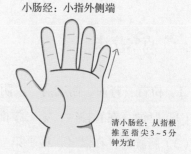

图 2-6-4　小肠经取穴方法

（4）清天河水（见发热　图2-1-18）：从手推至肘，推拿手法宜轻快。

（5）退六腑（图2-6-5）：从肘关节推至腕关节。

（6）揉外劳宫（见呕吐　图2-4-13）：操作者用左手拇指、示指捏住患儿中指，轻轻使其弯曲，以右手示指、中指固定患儿腕部按揉。

（7）补肾经（图2-6-6）：从指根向指尖方向直推，300～500次。

以上手法宜3～5分钟为宜。

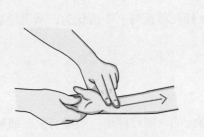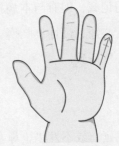

图2-6-5　退六腑操作方法　　　图2-6-6　补肾经操作方法

（田立东　沈红岩）

第七节　病毒性心肌炎

【概论】

病毒性心肌炎是由病毒感染引起的以局限性或弥漫性心肌炎性病变为主的疾病（图2-7-1）。多数病例在发病前1～2周或同时有上呼吸道感染或消化道感染即腹泻、呕吐、腹痛、发热等前驱症状。该病发病时临床表

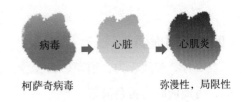

图2-7-1　病毒性心肌炎

现轻重不一，以神疲乏力、面色苍白、心悸、胸闷、气短、肢冷、多汗、厌食、恶心、呕吐、上腹部不适为临床特征，症状严重时可有水肿、气促、活动受限。轻者可无明显的自觉症状，只出现心电图改变，似"感冒"样表现，或表现为乏力、多汗、心悸、胸闷等不适。重者可出现严重心律失常、心脏扩大、肺水肿，少数发生心源性休克或急性心力衰竭，甚至猝死。近年来小儿病毒性心肌炎发病人数逐年增多，发病年龄以3～10

岁学龄前及学龄儿童多见，好发于夏、秋季。

本病如能及早诊断和治疗，预后大多良好，部分患儿因治疗不及时或病后调养失宜，可迁延不愈而致顽固性心律失常。

【辨证】

小儿素体正气亏虚是发病之内因，温热邪毒侵袭是发病之外因。病毒性心肌炎在古代医籍中无专门记载，但有与本病相似症状的描述。根据本病的主要临床症状，可属于中医学风温、心悸、怔忡、胸痹、猝死等范畴。中医认为，病毒性心肌炎主要是由风热湿毒损伤心气所致。

（一）风热犯心

发热，低热绵延，或不发热，鼻塞流涕，咽红肿痛，咳嗽有痰，肌肤疼痛，肢体酸楚，头晕乏力，心悸气短，胸闷胸痛，舌质红，舌苔薄黄。

（二）温热侵心

寒热起伏，全身肌肉酸痛，恶心呕吐，腹痛泄泻，心悸胸闷，肢体乏力，舌质红，舌苔黄、腻。

（三）气阴亏虚

心悸不宁，活动后更加严重，少气懒言，神疲倦怠，头晕目眩，烦热口渴，夜晚睡不好，舌光红少苔。

（四）心阳虚弱

心悸，神疲乏力，怕寒、四肢冷，面色苍白，头晕多汗，甚至肢体水肿，呼吸急促，舌质淡胖，舌色淡紫。

（五）痰瘀阻络

心悸不宁，胸闷憋气，心前区痛如针刺，腹部有憋闷感，恶心呕吐，面色晦暗，嘴唇、指甲颜色青紫，舌体胖，舌质紫、暗或舌有瘀点，舌苔腻。

【生活起居】

（一）预防

心肌炎最常见的诱因为上呼吸道感染，因而要防治诱因心肌炎就要做到预防感冒，可进行预防注射，预防感染；注意防寒保暖，少到人群密集的场所，防止交叉感染，防止病毒侵犯机体；加强锻炼，增强体质，提高孩子的身体抗病能力；孩子的居室要经常开窗通风，保持空气流通（图 2-7-2）。

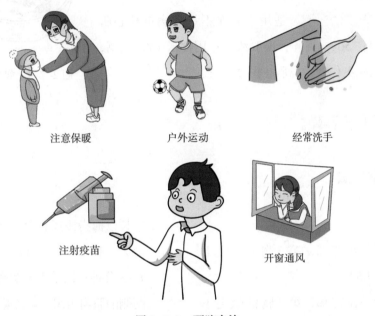

注意保暖　　　　户外运动　　　　经常洗手

注射疫苗　　　　　　　　开窗通风

图 2-7-2　预防方法

（二）调护

一旦诊断为心肌炎，应立即采取以下治疗措施，以免延误病情，错过治疗的有利时机。

1. 卧床休息　发病早期合理、充分的休息尤为重要，可使发生炎性病变的心肌尽快修复，防止病情进一步恶化。急性期需卧床休息，减轻心脏负荷，减轻心脏氧耗，有利于疾病的恢复。

2. 密切观察患儿病情　一旦发现患儿心率明显增快或减慢、严重心律失常、呼吸急促、面色青紫，应立即采取各种抢救措施。

【饮食调护】

病毒性心肌炎患者饮食宜营养丰富易消化，少量多餐。宜进食一些富含维生素的饮食如新鲜蔬菜、水果等，保证膳食均衡，保证有足够的蛋白质，以利于心肌的修复。忌食油腻、生冷、辛辣以及重口味的食物，不饮浓茶。

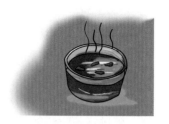

图 2-7-3　丹参饮

推荐食疗方

1. 丹参饮　适用于心气不足型病毒性心肌炎。取丹参 30g，加水 300ml，煎取 200ml，加适量冰糖，每次饮用 30ml，每日 2 次（图 2-7-3）。

2. 酸枣仁粳米粥　适用于心血不足型病毒性心肌炎。取酸枣仁 50g，捣碎，煎取浓汁；用粳米 100g 煮粥，半熟时加入酸枣仁汁，温服（图 2-7-4）。

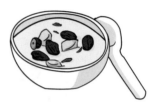

图 2-7-4　酸枣仁粳米粥

【中医护理技术】

（一）推拿疗法

1. 位置
（1）心俞：在背部，第 5 胸椎棘突下旁开 1.5 寸。
（2）肺俞：在背部，第 3 胸椎棘突下旁开 1.5 寸。
（3）膈俞：在背部，第 7 胸椎棘突下旁开 1.5 寸。
（4）极泉：在腋区，腋窝中央，腋动脉搏动处。
（5）膻中：胸骨正中线上、两乳头连线中点。

2. 目的　镇惊，宽胸利膈，养心安神。

3. 操作
（1）患儿俯卧：家长以虚掌拍打患儿肩背部 1 分钟，手法要轻柔适当；

家长以拇指按揉心俞穴并直推至膈俞穴（图 2-7-5），以拇指点揉穴 1~3 分钟；以单掌直擦脊柱及脊柱两侧的肌肉组织，以透热为度。

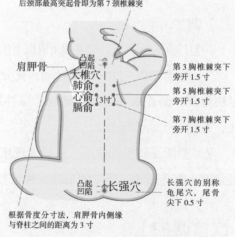

大椎穴：位于第 7 颈椎棘突下凹陷中。取穴时正坐低头，后颈部最高突起骨即为第 7 颈椎棘突

凸起
凹陷
肩胛骨
大椎穴
肺俞
心俞
膈俞
3寸

第 3 胸椎棘突下旁开 1.5 寸
第 5 胸椎棘突下旁开 1.5 寸
第 7 胸椎棘突下旁开 1.5 寸

凸起
凹陷
长强穴

长强穴的别称龟尾穴，尾骨尖下 0.5 寸

根据骨度分寸法，肩胛骨内侧缘与脊柱之间的距离为 3 寸

图 2-7-5　推拿背部腧穴

（2）患儿仰卧：家长以拇指和其余四指相对，拿揉患儿上肢内侧肌肉 10~15 次，并以示、中指点按极泉穴（图 2-7-6）1 分钟；家长用两手拇指桡侧，以膻中穴为中心向两侧分推，按揉膻中穴（图 2-7-7）1~3 分钟，并配合单掌揉摩法。

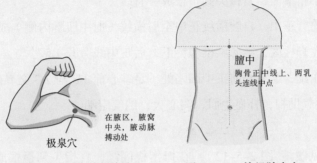

图 2-7-6　点按极泉穴　　　　图 2-7-7　按揉膻中穴

（二）随证加减

1. 心气不足型常用手法　补脾经，补心经，按揉足三里。

（1）位置

1）脾经：在拇指桡侧缘自指尖至指根，线状穴。

2）心经：在中指掌面，自指尖推向指根。

3）足三里：小腿前外侧、外膝眼下 3 寸、胫骨外侧约一横指处。

（2）目的：补血生肌，养心安神，强壮身体。

（3）操作：患儿仰卧，家长单掌轻摩腹部 3 分钟，补脾经 300~500 次（见腹泻 图 2-5-12），补心经 100~500 次，按揉足三里 30~50 次（图 2-7-8、2-7-9）。

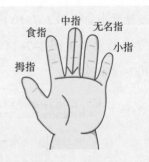

图 2-7-8　补心经

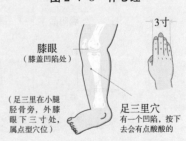

图 2-7-9　按揉足三里

2. 心血不足型常用手法 补脾经，补肾经，清天河水，按揉厥阴俞，按揉涌泉穴。

（1）位置

1）脾经：在拇指桡侧缘，自指尖至指根赤白肉际处。

2）肾经：在小指掌面，自指尖到指根成一直线。

3）天河水：前臂正中，自腕横纹正中至肘横纹（肘中肌腱内侧）成一直线。

4）厥阴俞：在脊柱区，第4胸椎棘突下，后正中线旁开1.5寸。

5）涌泉穴：屈趾，足掌心前正中凹陷处（足掌心前1/3与2/3交界处的凹陷中）。

（2）目的： 益气助神，补血生肌，泻心火，纳气定喘。

（3）操作

1）补脾经（见腹泻 图2-5-12）：在拇指桡侧缘，自指尖到指根成一直线，为补脾经100～500次。

2）补肾经（见尿路感染 图2-6-6）：自指尖到指根成一直线，为补肾经100～500次。

3）清天河水（见发热 图2-1-18）：自腕横纹正中至肘横纹（肘中肌腱内侧），为清天河水100～300次。

4）按揉厥阴俞（图2-7-10）：100～300次。

5）按揉涌泉穴（图2-7-11）：屈趾，足掌心前正中凹陷处，为涌泉穴，按揉100～300次。

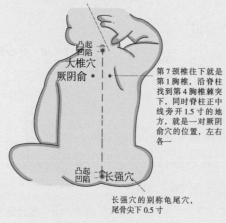

图 2-7-10　按揉厥阴俞

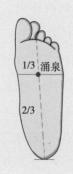

图 2-7-11　按揉涌泉穴

（田立东　沈红岩）

第八节　腹痛

【概论】

腹痛是孩子常见的问题，可发生在任何年龄、任何季节（图2-8-1）。腹痛包括大腹痛、脐腹痛、少腹痛和小腹痛，通常指在肋骨以下到腹股沟以上部位的疼痛。大腹痛，指胃以下、脐部以上腹部疼痛；脐腹痛，指脐周部位的疼痛；少腹痛，指小腹两侧或一侧疼痛；小腹痛，指下腹部的正中部位疼痛。

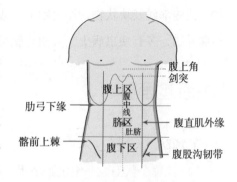

图2-8-1　腹痛分区

引起小儿腹痛的原因较多，鉴于小儿腹痛病因复杂，所以家长不应以疼痛的程度来推测病情，在诊断不明、自行处理无把握的情况下，最好的办法是及时带孩子到医院就诊（图2-8-2）。避免随便服用镇痛药，以免掩盖病情。

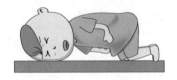

图2-8-2　小儿腹痛

【辨证】

（一）寒积腹痛

小儿表现：腹部疼痛，阵阵发作，哭叫不安，遇冷疼痛加重，遇温疼痛减轻，口不渴，喜欢喝热水，夜晚睡觉喜欢俯卧，面色苍白，甚至嘴唇颜色紫黯，额头出冷汗，手足不温，或兼有呕吐、腹泻，小便清长，大便稀，舌色淡，舌苔白。

（二）食积腹痛

小儿表现：进食后疼痛更加剧烈，肚子胀，疼痛部位拒按，疼痛发作时想要腹泻，腹泻后疼痛减轻，食欲不振，打嗝时气味腐败，有反酸的现象，或伴有呕吐，吐物酸馊，频频放屁，大便秽臭，夜晚睡觉不安稳，口臭，舌苔厚腻。

（三）虚寒腹痛

小儿表现：腹部疼痛绵绵，时痛时止，疼痛部位喜热喜按，食欲不振，或食后腹胀，大便溏薄，精神倦怠，乏气懒言，形体消瘦，舌色淡，舌苔白。

（四）虫积腹痛

小儿表现：腹痛突然发作，以脐周为甚，时痛时止，疼痛部位喜揉喜按，痛后如常，或腹部触及块状物，按之则消，或痛如钻顶，呕吐清涎，面黄肌瘦，食欲不振或喜食异物，多有便虫病史，大便化验可见虫卵。

【生活起居】

（一）预防

1. 注意个人卫生　宝宝勤洗手（图 2-8-3）。

2. 注意饮食安全及饮食卫生　不吃生冷刺激性食物，避免进食霉变腐败食物，养成良好、规律的饮食习惯，不暴饮暴食。

3. 注意外界气候变化　避免腹部受凉，防止感受外邪。

4. 餐后稍事休息　勿饭后做剧烈运动。

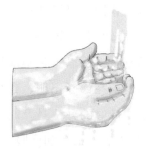

图 2-8-3　勤洗手

（二）调护

1. 注意观察　观察腹痛的部位、性质、程度、持续时间及伴随症状等。

2. 卧床休息　保持舒适体位，可采取下肢屈曲的仰卧位或侧卧位（图 2-8-4）。

3. 注意安全　剧烈腹痛的宝宝多躁动，避免发生坠床或碰伤。

4. 腹部热敷　胃肠功能紊乱导致腹痛的宝宝，家长可予热敷腹部。

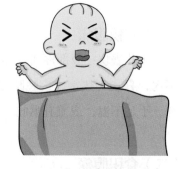

图 2-8-4　卧床休息

5. 适当饮食　允许进食的宝宝应给予富含营养、易消化的饮食。

【饮食调护】

（一）注意事项

1. **合理安排饮食** 营养均衡，进食有规律，定时定量；食物需"细、软、嫩、烂"，且要富有营养，如牛奶、鸡蛋、鱼、豆制品、面条、粥、新鲜蔬菜、水果等（图2-8-5）。

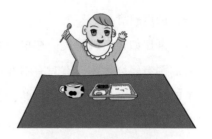

图2-8-5 合理安排饮食

2. **多吃助消化的食物** 吃一些对肠胃消化功能有帮助的食物，如山药、莲子、鸡肫、猪肚、米仁等。

3. **多喝白开水** 要少喝可乐等碳酸饮料，这类饮料容易损伤孩子的肠胃。

4. **建议补充维生素D** 对于缺钙引起腹痛的宝宝，多吃富含维生素D、钙、钙磷比例合适的食物，如牛奶、乳制品、虾皮、排骨、鱼松、牡蛎、淡菜、香菇、黑木耳、花菜、荠菜、莲子、甜杏仁、葡萄干和红枣等。

（二）推荐食疗方

1. **乌梅饮** 适用于食积腹痛。取乌梅10粒，煮水，加适量冰糖饮用（图2-8-6）。

2. **当归粥** 适用于虚寒腹痛。取当归10g、生姜12g、粳米适量，加水煮粥，加红糖30g服用（图2-8-7）。

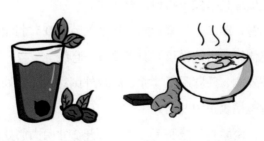

图2-8-6 乌梅饮　　　图2-8-7 当归粥

【中医护理技术】

除外急腹症时，可适当予以热敷按摩腹部（图2-8-8）。

对胃肠道痉挛引起的胃肠绞痛，特别是因受寒、饮食过多引起的胃部胀痛热敷按摩有效，能缓解胃肠痉挛，减轻疼痛。但注意按揉和热敷有时会加重病情，引发危险。比如肠套叠，多见于年幼儿童，特别是肥胖儿童。由于被套入的肠管血液供应受到阻碍，引起疼痛，时间久了发生坏死。如果盲目按揉，可能造成套入部位加深，加重病情。

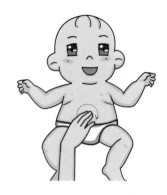

图2-8-8　谨慎热敷按摩

再比如儿童阑尾炎，在早期并无典型症状，可能肚脐周围有轻微疼痛，有时有呕吐、腹泻，按压时疼痛并不明显。儿童的免疫功能较差，患阑尾炎时很容易发生穿孔。如果家长此时按揉儿童肚子，或做局部热敷，就可能促进炎症化脓处破溃穿孔，形成弥漫性腹膜炎。还要注意肠虫症的可能，按揉腹部，只会刺激虫体，甚至引起胆道蛔虫症。蛔虫还可能穿破幼儿娇嫩的肠壁，引起弥漫性腹膜炎。

（一）推拿疗法

腹痛的小儿推拿主要是以顺气止痛为主。推拿可每天操作一次，病情严重者可一日2次，3日为一疗程。

---

1. **感受寒邪导致的腹痛**　补脾经、揉外劳宫、推三关、揉足三里，顺时针摩腹，掐揉一窝风，拿肚角穴位。

（1）位置

1）脾经：在拇指桡侧缘自指尖至指根，线状穴。

2）外劳宫：位于手背，第二、三掌骨间，指掌关节后0.5寸凹陷中。

3）三关：在前臂桡侧缘，自腕横纹至肘横纹成一直线。

4）足三里：小腿前外侧、外膝眼下3寸、胫骨外侧约一横指处。

5）一窝风：在手背腕横纹正中凹陷处。

6）肚角：在脐两旁，两胁直下或脐下2寸，旁开2寸两大筋处。

（2）目的：调理脾胃气机，温中散寒，止腹痛。

（3）操作

1）补脾经（见腹泻　图2-5-12）：在拇指桡侧缘，自指尖至指根成一直线（用于直推法补脾经）。

2）揉外劳宫（见呕吐　图2-4-13）：用右手拇指或中指端揉之外劳宫。

3）推三关（图2-8-9）：以右手拇指或并拢的示、中二指指面在前臂桡侧，由腕横纹起推至肘横纹，为推三关。

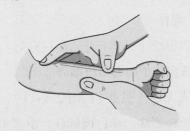

图2-8-9　推三关

4）按揉足三里（见病毒性心肌炎 图2-7-9）：1~3分钟。

5）顺时针摩腹；2分钟。

6）揉一窝风（见咳嗽 图2-2-10）：小儿掌心向下，术者以右手中指或拇指揉之为一窝风。

7）拿肚角（图2-8-10）：以两手之拇、示、中指做拿法，为拿肚角，3~5次。

位置：在脐两旁，两肋直下或脐下2寸，旁开2寸两大筋处

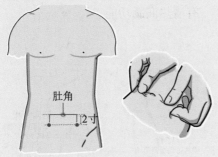

肚角

2寸

图2-8-10　拿肚角

2. 食积导致的腹痛　补脾经、揉板门、顺运内八卦、揉中脘、揉天枢、揉足三里、顺时针摩腹、拿肚角。

（1）位置

1）脾经：在拇指桡侧缘，自指尖至指根赤白肉际处。

2）板门：位于小儿手掌大鱼际中点处。

3）内八卦：手掌面，掌心的周边，以掌心为圆心，从圆心至中指根横纹约2/3处为半径，画一圆圈，八卦即在此圆圈上。

4）中脘：剑突下至脐连线的中点。脐上四寸。

5）天枢：平脐旁开2寸。

6）足三里：小腿前外侧、外膝眼下3寸、胫骨外侧约一横指处。

7）肚角：在脐两旁，两肋直下或脐下2寸，旁开2寸两大筋处。

（2）目的：健补脾胃，促进消化，排出积滞，止腹痛。

（3）操作

1）补脾经（见腹泻 图2-5-12）：在拇指桡侧缘，自指尖至指根成一直线（用于直推法补脾经）。

2）揉板门（见腹泻 图2-5-12）：以指端在大鱼际平面的中点按揉板门。

3）顺运内八卦（见发热 图2-1-19）：顺时针方向运行一周为顺八卦清大肠。

4）揉中脘（图2-8-11）：1分钟。

5）揉天枢（图2-8-11）：1分钟。

6）揉足三里（见病毒性心肌炎 图2-7-9）：1分钟。

7）顺时针摩腹（图2-8-11）：2分钟。

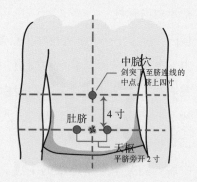

图 2-8-11 揉中脘穴、揉天枢穴、顺时针摩腹

8）拿肚角（图2-8-10）：以两手之拇、示、中指做拿法，为拿肚角，3~5次。

3. **肠胃热结导致的腹痛** 清胃经、清大肠、揉板门、顺运内八卦、顺时针摩腹、推下七节骨、揉龟尾。

（1）位置

1）胃经：自腕横纹至拇指根部，外侧缘赤白肉际处。

2）大肠：示指桡侧缘，赤白肉际处，由指根到指尖。

3）板门：在拇指下，手掌大鱼际平面。

4）内八卦：手掌面，掌心的周边，以掌心为圆心，从圆心至中指根横纹约2/3处为半径，画一圆圈，八卦即在此圆圈上。

5）七节骨：从尾骨端到第四腰椎成一直线。

6）揉龟尾：尾椎骨端，即脊柱的最下端。

（2）目的：清热，润肠通便，理气止痛。

（3）操作

1）清胃经（见鹅口疮 图2-3-8）：自腕横纹推向拇指根部清胃经。

2）清大肠（见腹泻 图2-5-11）：示指桡侧缘，赤白肉际处，由指根到指尖为清大肠。

3）揉板门（见腹泻 图2-5-10）：以指端在大鱼际平面的中点按揉板门。

4）顺运内八卦（见发热 图2-1-19）：顺时针方向运行一周为顺八卦。

5）顺时针摩腹（见呕吐 图2-4-9）：2分钟。

6）推下七节骨（图2-8-12）：患儿俯卧，自第4腰椎向尾骨端推，为推下七节骨。

7）揉龟尾（图2-8-12）：顺揉龟尾具有清热润肠功能。

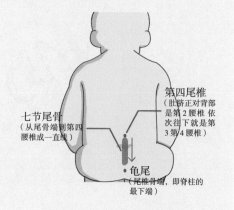

图 2-8-12 推下七节骨

（二）经络刮痧

面刮法为最常用、最基本的刮痧方法。手持刮痧板，根据部位需要，将刮痧板的一半长边或整个长边接触皮肤，刮痧板向刮拭的方向倾斜，自上而下或从内到外均匀地向同一方向刮拭，不要来回刮，每次有一定的刮拭力度，刮痧板多倾斜30°～60°，以45°应用最广。

（1）位置

1）中脘：剑突下至脐连线的中点。脐上四寸。

2）天枢：平脐旁开2寸。

3）关元：脐下3寸，腹部正中线上。

4）肾俞：在腰部，第2腰椎棘突下旁开1.5寸。

5）大肠俞：位于背部，第4腰椎棘突下（两侧髂嵴最高点连线平对第4腰椎棘突）旁开1.5寸。

6）梁丘：在股前区，髌底上2寸，股外侧肌与股直肌肌腱之间。

（2）目的： 温中散寒，通腑止痛，健脾助运，行气止痛。

（3）操作

1）刮拭中脘穴、天枢穴和关元穴（图2-8-13）：各6～8次。

2）从上而下刮拭肾俞穴至大肠俞穴（图2-8-14）：各6～8次。

3）刮拭梁丘穴（图2-8-15）：8～10次。

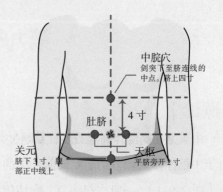

图 2-8-13　刮拭中脘穴、天枢穴和关元穴

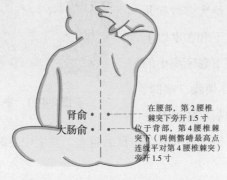

图 2-8-14　刮拭肾俞穴至大肠俞穴

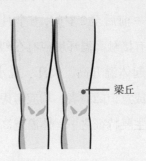

图 2-8-15　刮拭梁丘穴

（三）敷贴疗法

丁桂儿脐贴（图2-8-16）

（1）**位置**：贴于脐部。

（2）**目的**：温中补虚，理气止痛。

（3）**操作**：每次1贴，24小时换药1次。

操作：1. 丁桂儿脐贴：每贴1.6g
贴于脐部，每次1贴，24小时换药1次
2. 公丁香3g，白豆蔻3g，肉桂2g，白胡椒4g，
共研细末，过100目筛，贮瓶备用
用时取药末1～1.5g，填敷脐中，再外贴万应膏

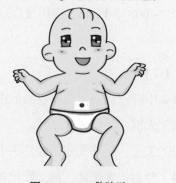

图2-8-16　敷脐贴

（田立东　沈红岩）

第九节　中暑

【概论】

中暑是在高温伴高湿或烈日暴晒过久的环境下，由于中枢性体温调节功能障碍而发生的一组急性热病（图2-9-1）。一般将起病急、病情较重者称为中暑。起病缓，症状较轻，持续时间较长者称为暑热症。暑热症患儿多在盛夏时节发热，绝大多数病儿发生于周岁前后至2岁间，6个月以下和3岁以上少见。凡有接触高温环境或有在烈日下曝晒病史的小儿，突起体温升高、大汗、脱水伴烦躁、嗜睡、肌肉抽动或意识障碍者，均应考虑中暑。体温升高

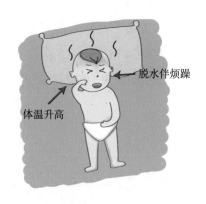

脱水伴烦躁

体温升高

图2-9-1　中暑

是中暑的主要特征之一，体温越高，持续时间越久，预后越差。发生中暑时，应尽快急救。

【辨证】

（一）中暑

1. **暑热（内郁）证**　壮热，烦躁，头痛，头晕，口渴，想要多喝水，汗多，体倦，面红气粗，舌质红，舌苔黄、缺少水分。

2. **暑热闭神证**　发热口渴，神志躁扰不宁或昏迷，身灼热，尿短黄，息粗气喘，面红，舌色红，舌苔黄。

3. **暑热动风证**　壮热不退，躁扰不宁甚或神昏，四肢抽搐，角弓反张，牙关紧闭，两眼上视，面红息粗，舌色红，舌苔黄、缺少水分。

4. **暑闭气机证**　发热无汗，烦躁，胸闷、肚子胀，恶心呕吐，剧烈腹痛或头痛而胀，甚至神昏、耳聋、四肢逆冷，舌色红，舌苔黄。

5. **暑伤津气证**　发热，口渴，汗多或无汗，心烦，神疲想睡，气短乏力，尿短黄，舌色红，舌苔黄、缺少水分。

6. **阳脱证**　冷汗淋漓，四肢逆冷，神志不清，尿量减少，面色苍白，呼吸浅促。

7. **阴虚动风证**　五心烦热，口燥咽干，胸闷出汗，四肢抽搐或痉挛疼痛，或肢体麻木、震颤，小便短少，大便干、结块，舌色红，舌苔少。

8. **暑伤肺络证**　感受暑热，骤然咯血、某些部位外部出血，身热，口渴，咳嗽气喘，头脑不爽利，感觉视物模糊，舌色红，舌苔黄。

（二）暑热证（小儿夏季热）

不规律的发热不退，有的持续 2~3 个月，气温越高，体温越高，头身热，四肢凉，足部更为严重，口渴，想要多喝水，尿多而清长，汗闭或微汗，食欲差，大便不调。

【生活起居】

（一）预防调护

在炎热的夏季尽量减少孩子在烈日下或通风不好的地方游玩；不要穿戴厚而通气性能差的衣服；出汗多时应经常口服略有咸味的盐水，并利用通风设备使皮肤保持凉爽；对酷热下参加农业劳动的中小学生，要合理安排劳动时间，劳动时要戴草帽，并及时供应凉盐开水或绿豆汤；发现孩子有中暑先兆时，应使其迅速离开现场；中暑后应将孩子移到通风、阴凉、干燥的地方，应及时给更换干衣服，同时可采取物理降温法降温。对有暑热症病史的小儿，到夏季尽可能移居到比较阴凉的地区。患暑热症的孩子需要卧床休息，保持室内凉爽通风。

（二）就医前紧急处理

1. **移至凉爽处** 立刻将患儿移至凉爽处，饮用大量水或饮料。

2. **快速降低体温** 对于体温较高的孩子，立即用冰浴、冰袋、盖湿被子等方法降温。

3. **掐按人中** 如果孩子出现神志不清，掐按人中帮助孩子苏醒（图 2-9-2）。

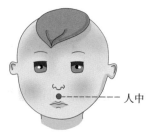

人中：位于鼻下、上嘴唇沟的上三分之一与下三分之二交界处

图 2-9-2 掐捏人中

【饮食调护】

（一）中暑患儿

意识清醒后可饮服绿豆汤和淡盐水等解暑。

（二）暑热症患儿

家长可给患儿吃一些绿豆稀饭、米粥等清淡流质。

【中医护理技术】

推拿疗法

1. **常用的穴位** 足三里（见病毒性心肌炎 图 2-7-9）和涌泉（见病毒性心肌炎 图 2-7-11）

（1）**位置**

1）足三里：小腿前外侧、外膝眼下 3 寸、胫骨外侧约一横指处。

2）涌泉穴：屈趾，足掌心前正中凹陷处（足掌心前 1/3 与 2/3 交界处的凹陷中）。

（2）**目的：**健脾和胃，调中理气，通络导滞，引火下行，退虚热。

（3）**操作：**用拇指螺纹面揉之，各按揉 1～3 分钟。

2. 暑热证

（1）位置

1）肺经：无名指掌面，指根到指尖。

2）六腑：位于前臂尺侧，自肘横纹头至小指掌腕横纹头成一直线。

3）内劳宫：掌心中，握拳中指腹所指之处。

4）天河水：前臂正中，腕横纹正中至肘横纹（肘中肌腱内侧）成一直线。

5）天柱骨：颈后发际正中至大椎穴成一直线。

6）脊柱：背部正中，从大椎至长强成一直线。

（2）目的： 疏风解表，顺气化痰，安神除烦，泻心火，降逆止呕，调和脏腑，疏通经络。

（3）操作

1）清肺经（图2-9-3）：由指根向指尖方向直推，300~500次。

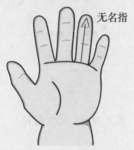

位置：无名指掌面，指根到指尖

无名指

图2-9-3 清肺经

2）退六腑（见尿路感染 图2-6-5）：用拇指螺纹面或食中指螺纹面自肘推向腕，300~500次。

3）揉内劳宫（图2-9-4）：100~300次。

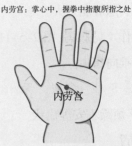

内劳宫：掌心中，握拳中指腹所指之处

内劳宫

图2-9-4 揉内劳宫

4）清天河水（见发热 图2-1-18）：用手示、中指螺纹面自腕推向肘，300~500次。

5）推颈椎（图2-9-5）：孩子俯卧，以示、中二指自上向下直线推动天柱100次。

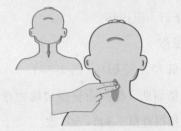

天柱骨：颈后发际正中至大椎穴成一直线

图2-9-5 推颈椎

6）捏脊（见发热 图2-1-22）：点揉大椎穴2分钟，沿脊柱两侧着力推擦背、腰部，以热透为度3~5遍。

3. 暑邪伤肺胃 口渴多饮、皮肤干燥无汗或少汗、烦躁较明显，唇红干燥、舌红等症状。

（1）位置

清大肠：示指桡侧缘（靠近大拇指的一侧）自示指尖到虎口成一直线。

67

（2）**目的：** 清肠腑、导积滞、固肠涩便、退肝胆之火。

（3）**操作**（见腹泻 图2-5-11）：从虎口推向指尖。

4. **上热下虚** 多尿、无汗、精神萎靡、烦躁不安等症状。

（1）**位置**

1）脾经：在拇指桡侧缘自指尖至指根，线状穴。

2）板门：位于小儿手掌大鱼际中点处。

3）涌泉：屈趾，足掌心前正中凹陷处（足掌心前1/3与2/3交界处的凹陷中）。

4）中脘：腹部正中线，肚脐上四寸。

（2）**目的：** 健脾调中，补气血，引火下行，退虚热。

（3）**操作**

1）补脾经（见腹泻 图2-5-12）：将拇指屈曲、循拇指桡侧边缘由指尖向指根直推，300～500次。

2）揉板门（见腹泻 图2-5-10）：用拇指螺纹面揉板门100～300次。

3）揉涌泉穴（见病毒性心肌炎 图2-7-11）：用拇指螺纹面揉涌泉穴100次。

4）摩中脘（见呕吐 图2-4-11）：用掌心或四指摩中脘100～200次。

5. **中暑初期且感冒**

（1）**位置**

1）太阳：眉梢后凹陷处。

2）曲池：屈肘时，在肘横纹桡侧端凹陷处，当尺泽与肱骨外上髁连线中点。

3）合谷：手背第一、第二掌骨之间，近第二掌骨中点。

4）大椎：在脊柱区，第七颈椎棘突上际凹陷中。

5）肩井：在肩上陷中，大椎与肩峰连线之中点。

（2）**目的：** 疏风解表，清热，降逆止呕。

（3）**操作**

1）揉太阳穴（图2-9-6）：30～50次。

2）揉曲池（见发热 图2-1-21）：10～30次。

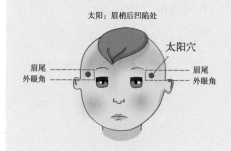

太阳：眉梢后凹陷处

太阳穴

眉尾
外眼角

眉尾
外眼角

图2-9-6 揉太阳穴

3）揉合谷（见发热　图 2-1-20）：10 ~ 30 次。

4）揉大椎（图 2-9-7）：10 ~ 30 次。

5）揉肩井穴（图 2-9-8）：10 ~ 30 次。

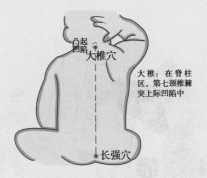

凸起

凹陷

大椎穴

大椎：在脊柱区，第七颈椎棘突上际凹陷中

长强穴

图 2-9-7　揉大椎

肩井：在肩上陷中，大椎与肩峰连线之中点

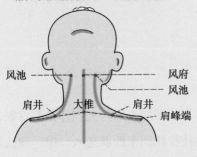

风池　　　风府

风池

肩井　大椎　肩井

肩峰端

图 2-9-8　揉肩井

6. 中暑后期

（1）位置

1）脾经：拇指末节螺纹面或拇指桡侧缘。

2）肾经：小指掌面，由指尖到指根。

3）中脘：腹部正中线，肚脐上四寸。

4）足三里：外膝眼下 3 寸，胫骨前嵴旁开 1 寸。

（2）目的： 健脾和胃，调中理气，补肾益脑。

（3）操作

1）补脾经（见腹泻　图 2-5-12）：将拇指屈曲、循拇指桡侧边缘由指尖向指根直推，300 ~ 500 次。

2）补肾经（见尿路感染　图 2-6-6）：自指尖推向指根，100 ~ 300 次。

3）摩中脘（见呕吐 2-4-11）：用掌心或四指摩中脘 100 ~ 200 次。

4）揉足三里（见病毒性心肌炎 图 2-7-9）：用拇指螺纹面揉足三里穴 100 次。

对于高热的孩子，在做相应治疗暑热症推拿手法的同时，还可以用温水擦孩子的后背正中线，就是督脉，帮助孩子散热。

提示：小儿推拿效果虽好，一旦小朋友的病情反复，或者出现病情出现变化，应当及时到医院治疗。

（田立东　沈红岩）

第十节　急性中毒

【概论】

急性中毒是指毒物（食物、药物、有毒动植物和有害气体等）在短时间内大量进入人体，迅速造成器官或组织的急性生理功能障碍甚至危及生命。小儿急性中毒多发生在婴幼儿至学龄前期，此年龄段的孩子多年幼无知，拿到东西就放在口中，学龄前儿童活动量增加，接触范围更广，中毒机会更多，因此多数为误服药物或毒物（图 2-10-1）。

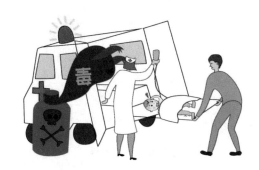

图 2-10-1　小儿急性中毒

（一）病因

由于小儿年幼无知，不能辨别有毒或无毒，常将带糖衣的药丸当作糖丸吞服；家长或看护人员疏忽，药物或毒物保管不严；婴儿往往抓到东西就送入口中，使接触的毒物在短时间内通过吞食、吸入途径进入体内。如患儿出现不明原因的恶心、呕吐、抽搐等症状应及早就医，减少严重后果的发生。

（二）中毒途径

1. **消化道吸收中毒**　最常见的中毒形式，高达 90% 以上，常见的原因有食物中毒、药物中毒、灭鼠药或杀虫剂中毒，有毒动植物中毒等。多见于饮食之后，起病急，发病与进食的食物相关，有呕吐、腹泻、腹痛等症状。农药中毒的患儿一般表现为惊厥、流涎、呕吐、肌肉震颤及瞳孔缩小等症状（图 2-10-2）。

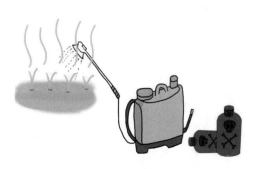

图 2-10-2　食物、农药中毒

2. **皮肤接触中毒** 常见的有虫咬伤、动物咬伤等。经常出现在杂草灌木丛中，走路或玩耍时可能被咬伤，咬伤部位多见于四肢下端，尤其是脚踝以下，可出现疼痛、水肿、局部麻木、四肢无力、呼吸困难、流涎、恶心、呕吐等症状。被毒蛇咬伤时应保持安静，勿走动，及时就医。

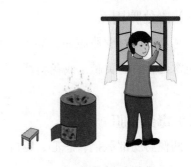

图 2-10-3　呼吸道吸入中毒

3. **呼吸道吸入中毒** 多见于气态或挥发性毒物的吸入。常见有一氧化碳中毒、有机磷吸入中毒。表现为头痛头晕、恶心、心悸、呕吐等（图 2-10-3）。

（三）预防

1. 患儿好奇心较重，家长应妥善存放、保管好家中的化学用品、鼠药、农药等危险物品，应将这些物品放置在儿童不容易接触到的地方，防止儿童直接勿拿、误服。

2. 取暖、洗澡的过程中，一定要注意房屋内应保持通风，而且还应定期检查淋浴器的安全情况，防止一氧化碳中毒。

3. 加大家长及监护人对小儿集中中毒相关知识的宣传力度，使他们能够了解更多知识，能够增强自我安全防范意识。

4. 做好识别有毒植物的宣传工作，教育儿童不要随便采食野生植物。禁止儿童玩耍带毒性物质的用具（如装敌敌畏的小瓶、灭鼠用具等）。

【辨证】

中毒的临床症状与体征常无特异性，小儿急性中毒首发症状多为腹痛（图 2-10-4）、腹泻、呕吐、惊厥或昏迷，严重者可出现多脏器功能衰竭。要注意有重要诊断意义的中毒特征，如呼气、呕吐物的特殊气味，口唇甲床是否发绀或樱红，出汗情况，皮肤色泽，呼吸状态，瞳孔，心律紊乱等。

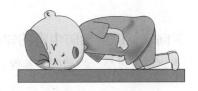

图 2-10-4　小儿急性中毒首发症状——腹痛

（一）毒蕴脾胃

恶心呕吐，腹胀腹痛，肠鸣音亢进，便秘或腹泻，甚至午后潮热，呕血，便血。舌色深红，舌苔黄腻，或花剥苔。

（二）毒聚肝胆

两侧胁肋部胀痛，恶心，呕吐苦水，咽干口燥，头目眩晕，甚至有黄疸，抽搐。舌色红，舌苔黄微黑。

（三）毒犯肺肾

咳嗽，气急，不能平卧，小便短赤，或有水肿，甚至有尿闭、尿血。舌色红，舌苔薄白。

（四）毒陷心脑

心悸气短，心烦，夜不能寐，或时清时寐，表情淡漠，嗜睡，甚至昏迷，谵语或郑声，项背强直，角弓反张，瞳仁乍大乍小，或大小不等。舌色深红，无舌苔。

【 生活起居 】

（一）儿童应该专人看护，开展安全教育

采取相应的安全措施，为儿童创造一个安全的生活环境；学龄期儿童应向其讲清危害，勿随便采集野生植物及野果食用；给予健康的心理学和意识品质教育，勿盲目崇拜、模仿影视人物。

（二）向家长讲解预防中毒的知识

告之危险药品、物品应妥善保管，避免儿童接触。

【 饮食调护 】

（一）保证小儿饮食安全

不食用过期、变质的食物，防止食物中毒。常见的有毒食物：毒蘑菇、发芽的土豆、腐烂的食物等（图 2-10-5）。

常见的有毒食物：毒蘑菇、发芽的土豆、腐烂的食物

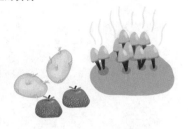

图 2-10-5　常见有毒食物

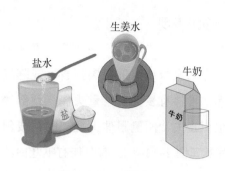

图 2-10-6　排毒食物

（二）因为饮食不当导致的食物中毒，可以吃一些排毒的食物

能够加快解毒速度，降低食物中毒造成的影响，最常见的有盐水、生姜汁、牛奶等（图 2-10-6）。

（三）饮食宜清淡，低盐低脂

避免辛辣刺激、油腻生冷、不易消化的食物，补充丰富的营养，多吃水果蔬菜。

（四）消化道吸收中毒应禁食

若发现孩子不明原因出现呕吐、腹痛、腹泻、昏迷等症状应及时就医，切勿耽搁。

（田立东　沈红岩）

第十一节　惊厥

【概论】

惊厥是指抽搐伴神昏为主要表现的小儿常见急症，尤多见于 6 个月至 2 岁的小儿。由于多种原因使脑神经功能紊乱所致。表现为突然的全身或局部肌群呈强直性和阵挛性抽搐，常伴有意识障碍。小儿惊厥的发病率很高，5%～6% 的小儿曾有过一次或多次惊厥。惊厥频繁发作或持续状态危及生命或可使患儿遗留严重的后遗症，影响小儿智力发育和健康。

（一）临床表现

惊厥，俗称"抽筋""抽风"。表现为突然发作的全身或局部肌肉强直，或阵发性抽搐，可伴有发热、严重头痛、颈部僵硬、意识丧失、两侧眼球上翻、凝视或斜视等症状（图 2-11-1）。有时伴有呕吐白沫或牙关紧闭，呼吸不整，可有发绀，一般经数秒钟至数分钟即缓解，若不及时采取止痉措施，可危及生命。

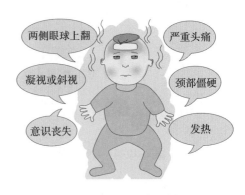

两侧眼球上翻　严重头痛

凝视或斜视　颈部僵硬

意识丧失　发热

图 2-11-1　惊厥临床表现

（二）惊厥的病因

惊厥可分为热惊厥和无热惊厥两种。

1. 热惊厥

（1）全身感染性疾病：如肺炎、破伤风、败血症、中毒性菌痢等，由急性上呼吸道感染引起的高热惊厥，在婴幼儿期较为常见。一般只要高热解除，惊厥即可缓解，惊厥停止后神志即可恢复正常。

（2）中枢神经系统感染疾病：如流行性脑膜炎、乙型脑炎、中毒性脑病、脑性疟疾、脑脓肿等引起的惊厥，常表现为反复多次发作，每次发作时间较长，可呈持继状态，惊厥发生后有高热、嗜睡、谵妄、昏迷等症。

2. 无热惊厥

（1）非感染性中枢神经系统疾病：如新生儿颅内出血、脑缺氧、脑肿瘤、颅脑外伤、脑发育不全、癫痫以及各种脑炎、脑膜炎的后遗症等。大多伴有智力落后、意识障碍、运动功能异常等症。

（2）非感染性全身疾病：如缺乏维生素 D 的手足搐搦症、婴儿痉挛症、低血糖、尿毒症、糖尿病酸中毒、急性肾炎所致高血压脑病、颠茄类药物中毒及有机磷、一氧化碳中毒等均可发生惊厥。

【中医对本病的认识】

（一）病因病机

"惊厥"中医称为"惊风"。根据惊风发病有急有缓，证候有虚有实、有寒有热的特点，临床上分为急惊风和慢惊风两大类。钱乙《小儿药证直诀》指出急惊风的病位在心、肝，慢惊风的病位在脾、肾、肝，提出"急惊合凉泻慢惊合温补"的治疗原则。

（二）辨证分型

1. **急惊风**　来势急骤，多因外感时邪，热极生风，或乳食积滞、化热生痰，痰热内闭引动肝火，蒙蔽清窍而成之。或已内蕴风痰，外遇大惊卒恐，神散气乱，风火相搏发为急惊，临床以高热伴抽搐、昏迷为特征。

2. **慢惊风**　来势缓慢，多由急惊误治转变而成；或因吐泻、久痢损伤脾胃；热病后期津亏阴伤，气血两虚，筋脉失养，虚风内动。或先天不足，一病即成慢惊。常表现为抽搐无力，时作时止，反复难愈，常伴昏迷、瘫痪等症。

【生活起居】

（一）发热的护理

对于发热小儿，尤其是有高热惊厥史的患儿，要及时控制体温，每4小时测体温一次，高温患儿每1~2小时测一次。体温超过38.5℃及时服用退热药。发热的患儿衣服不宜过厚，特别是婴幼儿不可裹得太紧，否则会影响散热，使体温降不下来。

（二）就医前紧急处理（图2-11-2，图2-11-3）

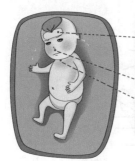

1. 保持安静，避免不必要的搬动
2. 高热惊厥的患儿应给予物理降温，用温水擦拭身体，鼓励患儿多饮水
3. 掐按人中帮助孩子苏醒
4. 松开衣领，将头偏向一侧，使口腔分泌物自行流出，把缠有纱布的牙刷把垫在上下牙之间

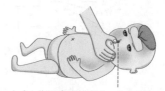

人中：位于鼻唇沟的上1/3与下2/3交界处

图2-11-2　就医前紧急处理　　　　图2-11-3　人中穴急救

（三）饮食调养

1. **高热时注意补充水分**　惊厥伴高热时的患儿要及时补充水分，因为高热会导致水分流失应多饮水及果汁，如西瓜汁、橙汁等。在饮食的时候，最好吃一些流质的食物，要少食多餐，不要加重肠胃的负担。

2. **清淡饮食**　症状控制后，宜清淡易消化饮食。忌食油腻、黏滞、燥热等厚味食品，如羊肉、牛肉、鱼虾、蟹、油炸食品等。多食清热化痰之物，如白萝卜汁、鲜藕汁等。不宜食用巧克力、可乐等兴奋性食物。

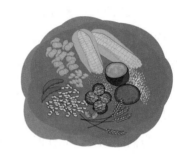

3. **合理控制食物的质和量**　若小儿脾胃功能薄弱，应以素食流质饮食为好。病情好转可适当增加易吸收而富有营养的食品，如豆浆、牛奶、鸡蛋羹等（图2-11-4）。

图2-11-4　营养调护

【中医护理技术】

（一）急惊风

1. **取穴**　人中、老龙、十宣、端正、曲池、精宁、威灵、涌泉等穴交替使用，以惊止为度。病情缓解后取穴小天心、二马，退六腑（图2-11-5）。

2. **目的**　清热、豁痰、镇惊、息风。

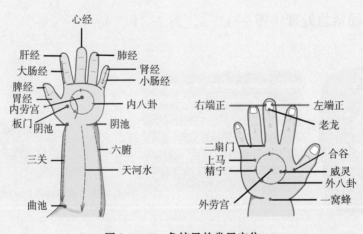

图2-11-5　急惊风的常用穴位

3. 位置

（1）人中穴：位于鼻唇沟的上 1/3 与下 2/3 交界处。

（2）老龙穴：位于中指爪甲根部两侧旁开 0.1 寸。

（3）十宣穴：位于十指顶端指甲内赤白肉际处。

（4）端正穴：位于中指爪甲根部两侧旁开 0.1 寸左右各一，桡侧为左端正，尺侧为右端正。

（5）曲池穴：位于肘横纹桡侧端凹陷处，屈肘取穴。

（6）精宁穴：位于掌背第四、五掌骨指缝间。

（7）威灵穴：位于手背二、三掌骨指缝间。

（8）涌泉穴：位于足底面前中 1/3 交界处。

（9）小天心：穴位于手掌面大小鱼际交接处。

（10）二马：位于手背无名指及小指掌指关节后陷中。

（11）六腑：位于前臂尺侧阴池至肘成一直线。

4. 操作　急救穴：掐人中，掐十宣，掐老龙、端正，掐精宁，掐威灵，拿曲池等穴交替使用（图 2-11-6），以惊止为度。病情缓解后取穴：揉小天心 300 次，揉二马 200 次，退六腑 300 次。

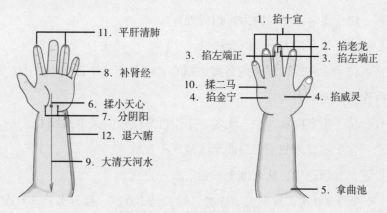

图 2-11-6　急惊风的急救穴位

（二）慢惊风

1. **取穴** 补脾经，推三关、二马、外劳宫、小天心，逆运内八卦，清四横纹，清天河水，捏脊（图2-11-7）。

2. **目的** 温中健脾，育阴潜阳，柔肝息风。

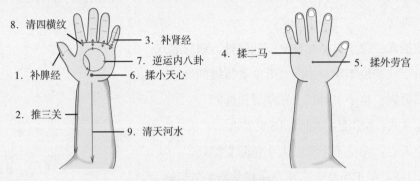

8. 清四横纹
3. 补肾经
7. 逆运内八卦
1. 补脾经
6. 揉小天心
2. 推三关
9. 清天河水
4. 揉二马
5. 揉外劳宫

图2-11-7 慢惊风的常用穴位

3. **位置**

（1）脾经：位于拇指末节螺纹面（或拇指桡侧指端到指根）。

（2）三关：位于前臂桡侧阳池（太渊）至曲池成一直线。

（3）二马：位于手背无名指及小指掌指关节后陷中。

（4）外劳宫：位于手背正中与内劳宫相对处。

（5）小天心：位于手掌面大小鱼际交接处。

（6）内劳宫：位于手掌面以掌心内劳宫为圆心，内劳宫到中指根中外1/3交界处为半径所作圆，逆运内八卦。

（7）四横纹：位于手掌面示、中、无名、小指近掌端指间关节横纹处。

（8）天河水：位于前臂内侧正中总筋至洪池成一直线。

（9）捏脊位置：背部正中，从大椎至长强穴成一直线。

4. **操作** 补脾经500次，推三关200次，揉二马200次，揉外劳宫300次；配穴：揉小天心300次，逆运内八卦200次，清四横纹200次，清天河水100次，捏脊（见发热 图2-1-22）。

（初 丹 沈红岩）

第十二节 便秘

【概论】

小儿便秘是指排便次数明显减少，大便干燥、坚硬，秘结不通，排便时间间隔较久（＞2天），无规律，或虽有便意而排不出大便。小儿便秘是由于排便规律改变所致，可以分为功能性便秘和器质性便秘两大类。

【西医对本病的认识】

（一）临床表现

1. **排便异常** 主要表现为排便次数减少，排便困难，污便等（图2-12-1）。污便是指不故意弄脏内裤，见于严重便秘儿童。由于大便在局部嵌塞，可在干粪的周围不自觉地流出肠分泌液，酷似大便失禁。

2. **腹胀、腹痛** 患儿常出现腹痛、腹胀、食欲不振、呕吐等胃肠道症状。腹痛常位于左下腹和脐周，热敷或排便后可缓解。腹胀患儿常并发食欲不振，周身不适，排便或排气后可缓解。

3. **其他** 由于排便次数少，粪便在肠内停留时间长，水分被充分吸收后变得干硬，排出困难，合并肛裂。长期便秘可继发痔疮、肛裂或直肠脱垂。

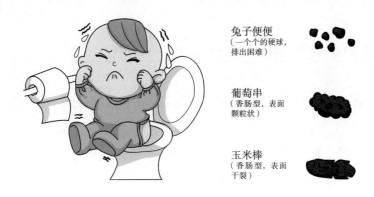

兔子便便
（一个个的硬球，排出困难）

葡萄串
（香肠型，表面颗粒状）

玉米棒
（香肠型，表面干裂）

图 2-12-1 异常排便

（二）便秘的原因

1. **母乳因素** 妈妈常喝鸡汤等富含蛋白质的汤类，乳汁中的蛋白质就会过多，可致大便偏碱性，表现为硬而干，不易排出。

2. **喂水不足** 人工喂养，喂水不足，也是十分常见的原因。

3. **饮食结构不合理** 挑食、饮食结构不合理，吃肉过多，吃菜太少，食物过于精细，导致肠道蠕动差。

4. **未养成良好排便习惯** 生活不规律，未养每日排便的习惯，导致粪便在肠道内停留时间过长而大便干硬，不易排出。

5. **腹泻后护理不当** 腹泻之后调理不当、饮食不合理造成肠道功能紊乱。

6. **运动少** 小儿运动少可造成肠蠕动差，引起便秘。

【中医对本病的认识】

（一）病因病机

小儿便秘有虚实之分，并以实证多见。其病因为素体阳盛、嗜食肥甘辛热之品，造成胃肠积热、耗伤津液而成实秘。若因病后体虚、气血亏耗，气虚则大肠传送无力，血虚则津枯失润而致虚秘。

（二）辨证分型

1. **实秘**

（1）食积便秘：腹胀，食欲缺乏，可有恶心，呕吐，手心发热，尿少尿黄，舌苔黄腻。

（2）燥热便秘：面红身热，口干，口臭，腹部胀痛，尿少尿黄，可有口舌生疮，舌苔黄燥。

（3）气滞便秘：嗳气，胸闷，腹胀，腹痛，舌苔薄白。

2. **虚秘**

（1）气虚便秘：大便不干，虽有便意，难以排出，便后疲惫，面色苍白，精神不佳，舌苔薄。

（2）血虚便秘：面色苍白，指甲、嘴唇色淡，头晕，心慌，舌苔薄白（图2-12-2）。

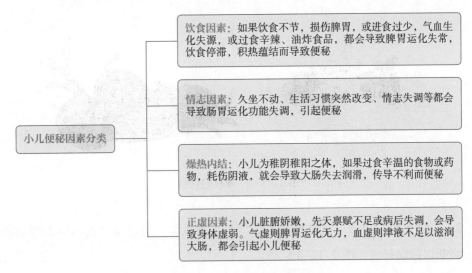

饮食因素：如果饮食不节，损伤脾胃，或进食过少，气血生化失源，或过食辛辣、油炸食品，都会导致脾胃运化失常，饮食停滞，积热蕴结而导致便秘

情志因素：久坐不动、生活习惯突然改变、情志失调等都会导致肠胃运化功能失调，引起便秘

小儿便秘因素分类

燥热内结：小儿为稚阴稚阳之体，如果过食辛温的食物或药物，耗伤阴液，就会导致大肠失去润滑，传导不利而便秘

正虚因素：小儿脏腑娇嫩，先天禀赋不足或病后失调，会导致身体虚弱。气虚则脾胃运化无力，血虚则津液不足以滋润大肠，都会引起小儿便秘

图 2-12-2　小儿便秘因素分类

【辨证施护】

1. 生活起居

（1）养成定时排便的习惯：有的孩子十分贪玩，即使有便意也先憋着不去，时间一长，粪便即便到达直肠，排便的感觉也淡化了，从而形成了便秘。所以要养成孩子定时排便的习惯，定时叫孩子去排便，有没有解便在开始时并不重要，主要为养成习惯，形成大脑反馈的刺激。从 8~12 个月开始进行排便训练，培养孩子在餐后半小时坐盆，每次 5~10 分钟，每日 1~2 次。蹲坐时间不能太长，过长可能造成孩子脱肛。

（2）多饮水：平时要多饮水，每天清晨起床后空腹喝一杯白开水，对润肠清肠十分有益，每次喝水不必过多，以适量多次饮水为佳。可以喝蔬菜水、纯果汁兑水饮用，因为这些水中含有丰富的维生素、纤维素，有助于缓解便秘。大的孩子可以喝蜂蜜水，有较好的润肠通便作用。

（3）积极参加体育活动，避免久坐：增加运动量，多做户外活动，如跑、跳、拍球，或做垫上运动如仰卧起坐、翻滚。通过运动可以加速孩子食物的消化，增加肠蠕动，是治疗便秘很好的辅助方法。

2. 饮食调养

（1）基本饮食原则

1）多食蔬菜：婴儿应及时添加辅食，幼儿应多吃纤维素多的蔬菜，如芹菜、白菜、菠菜、韭菜、萝卜等。

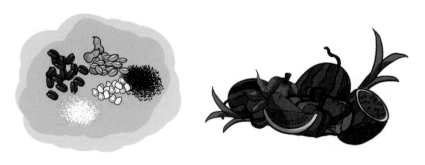

图 2-12-3　便秘的饮食

2）多食水果：每天应进食水果，如苹果、香蕉等，通过这些食物可以增加肠蠕动、润肠以帮助排便（图 2-12-3）。

3）适当食坚果：零食用核桃仁、胡桃仁、杏仁等干果类代替，因富含油脂可以润肠。但要注意这些含油脂多的干果吃多了有饱腹感，会影响宝宝的正常进餐，所以要适量。

4）合理膳食：要纠正孩子偏食、挑食的习惯。在饭菜的制作上，要荤素搭配，配有粗粮精做，适合小儿的口感。不要吃辛辣刺激的食物，饮食不能过精过细。

（2）常用食疗方

1）莱菔子（萝卜籽）蜂蜜水

组成：取莱菔子适量，炒黄，研成细末，装瓶备用。

用法：每次取 5～10g 用温蜂蜜水冲服。

功效：适用于食积便秘。

2）润肠散

组成：取南瓜子、松子、黑芝麻、花生仁、白糖各等份，将南瓜子与松子炒香，去壳；将黑芝麻与花生仁炒香，与去壳的南瓜子与松子一同研碎，加入白糖。

用法：每次 1 匙，温水送服，每日 2～3 次。

功效：适用于虚秘。

（3）小儿便秘禁忌食材

1）糖：糖能减弱胃肠道的蠕动，使病情加重，所以少吃为宜。

2）柿子：柿子食用后可以减少肠液分泌而发生便秘、习惯性便秘患者不宜食用。

3）高粱、莲子：高粱及莲子收涩固肠作用较强，食用后易使病情加重。

4）糯米：食用糯米不易消化，而且易使人生热，导致大便干燥、坚硬。

5）蛋白质或钙质过多的食物：此类食物若摄入过多，则易使大便成碱性，干燥而量少，难以排出，所以应减少食用。

（4）非处方药（图 2-12-4）

1）枳实导滞丸：适用于食积便秘。口服，每次 3~6g，每日 2 次。

2）麻仁丸：适用于燥热便秘。口服，每次 3~6g，每日 1 次。

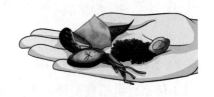

图 2-12-4 便秘的中药食材

3）木香槟榔丸：适用于气滞便秘。口服，每次 3g，每日 2 次。

4）补中益气丸：适用于气虚便秘。口服，每次 6~8 丸，每日 3 次。

5）桑椹膏：适用于血虚便秘。口服，每次 8~10g，每日 2 次。

【中医护理技术】

（一）小儿推拿

1. 小儿实秘按摩手法

治则：清热通便

（1）清大肠（见腹泻 图 2-5-11）

1）**位置：** 示指桡侧缘（靠近大拇指的一侧）自示指尖到虎口成一直线。

2）**目的：** 清肠道热结。

3）**操作：** 推法。自虎口推向指尖为清大肠。300~500 次。

（2）退六腑（见尿路感染 图 2-6-5）

1）**位置：** 位于前臂尺侧，自肘横纹头至小指掌腕横纹头成一直线。

2）**目的：** 清实火。

3）**操作：** 示指中指两指并拢，自肘横纹推向腕横纹（离心性推之），300~500 次。

（3）推下七节骨（见腹痛 图 2-8-12）

1）**位置：** 从尾骨端到第四腰椎成一直线，属线型穴。

2）**目的：** 泄热通便。

3）**操作：** 患儿俯卧位，自第 4 腰椎向尾椎端直推。300~500 次。

（4）捏脊（见发热 图 2-1-22）

1）**位置：** 背部正中，从大椎至长强穴成一直线。

2）**目的：** 加强脏腑功能。

3）**操作：** 用拇指螺纹面顶住皮肤，示指中指前按，三指同时用力捏拿皮肤，两手交替向前移动，边推边捏拿。每次捏 3~5 遍。为了增强刺激，可从第二遍起，每捏三次向上提一次，即"捏三提一"法。

2. 小儿虚秘按摩手法

治则：润肠通便

（1）清补大肠（见腹泻 图 2-5-9）

1）位置：示指桡侧缘，赤白肉际处，指尖到指根，属线型穴。

2）目的：和血顺气，调理大便。

3）操作：由指尖到指根来回推之。300～500次。

（2）揉二马（见咳嗽 图 2-2-14）

1）位置：位于手背部无名指与小指掌指关节之间。

2）目的：补肾滋阴。

3）操作：用拇指或中指螺纹面左右揉之。50～100次。

（3）清补脾（见咳嗽 图 2-2-13）

1）位置：拇指桡侧，赤白肉际处，指尖到指根，属线型穴。

2）目的：补脾益气养血。

3）操作：来回推之。300～500次。

（4）揉足三里（见病毒性心肌炎 图 2-7-9）

1）位置：小腿前外侧、外膝眼下3寸、胫骨外侧约一横指处。

2）目的：调中理气，导滞通络。

3）操作：用拇指螺纹面揉之。50～100次。

（二）穴位按摩

1. 揉腹（见呕吐 图 2-4-9）

（1）位置：腹部。

（2）目的：促进肠蠕动。

（3）操作：以手心对准孩子肚脐，顺时针按揉腹部，力量柔和、有力，渗透至皮下，带动肠体。每次按揉3～5分钟。

2. 按揉天枢穴（图 2-12-5）

（1）位置：天枢穴位于肚脐旁2寸处，为左右对称两穴。

（2）目的：主疏调肠腑、理气行滞、消食，是腹部要穴。按揉天枢穴可改善肠腑功能，消除或缓解肠道功能失常而导致的各种症状。

（3）操作：以双手拇指指腹螺纹面左右揉之。50～100次。

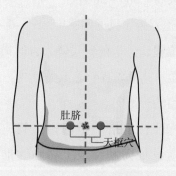

图 2-12-5 揉天枢操作方法

（初 丹 沈红岩）

第三章

小儿慢性病的家庭养护

第一节 哮喘

【概论】

哮喘是小儿时期常见的反复发作的哮喘气喘性肺系疾病（图3-1-1）。临床发作时以喘促气急，喉间痰吼哮鸣，呼气延长，严重者不能平卧，呼吸困难，张口抬肩，摇身撷肚，唇口青紫为特征。

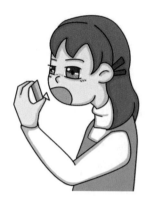

图3-1-1　哮喘防治日

本病有明显的遗传倾向。发作有明显的季节性，冬春二季及气候骤变时易于发作。常在清晨或夜间发作或加剧。初发年龄以1~6岁多见，多在3岁以内起病。儿童期男孩患病率是女孩的两倍，至青春期则无性别差异。大多数患儿可经治疗缓解或自行缓解，在正确的治疗和调护下，随着年龄增长，大都可以治愈。但若失于防治，可屡发屡止，延及成年，甚至遗患终生。

每年5月的第一个周二被确立为"哮喘防治日"（图3-1-1）。

（一）哮喘的表现

现在很多家长对哮喘病不太了解，实际上很多孩子的哮喘症状就是咳嗽，典型一点的哮喘病人在呼气的时候有明显的尖的哮鸣，不典型的就是单纯的咳嗽，这种时候很容易造成误诊，经常被当成上呼吸道感染或者气管炎、肺炎进行治疗。我们有必要提醒家长注意：如果孩子平时经常无缘无故就咳嗽，咳嗽很长时间不好且不伴发热，或者如果孩子上呼吸道感染之后，咳嗽10天还不好就有必要去呼吸科或哮喘专科就医。如果家里有过敏性疾病病史的人，更需要引起重视。

（二）哮喘要尽早治疗

常听人说："孩子哮喘到成人后就好了，治不治无所谓。"这种观点使不少儿童错过了治疗的有利时机。虽然部分哮喘儿童的确可自愈，但近年来大多数医生仍认为哮喘患儿应得到积极合理的治疗，主要原因在于孩子免疫系统尚未完全发育成熟，具有可塑性，随着年龄的增长，免疫系统发育逐渐完善，可塑性越来越差，治愈的机会就越来越小。所以，如果您的孩子患有哮喘，千万不要迟疑，治疗越早越好，争取在青春期前治愈。即使进入青春期仍未治愈，孩子也会由于儿童期的积极治疗而使病情大为好转。许多父母认为哮喘儿童应多穿衣服以免着凉。他们看到孩子打喷嚏、流鼻涕便以为是冷的缘故，于是不断给患儿增加衣服，其实这只是一种被动的保护措施。

实际上，对于大多数哮喘患儿而言，他们的身体并不怕冷，而是吸入过冷、过干或过湿的空气对气道产生的刺激诱发哮喘，因此在温差变化较大的季节戴口罩是有效的，这样可以避免冷空气刺激。盛夏时带孩子去游泳不失为一种良好的锻炼方法。

【中医对本病的认识】

（一）病因病机

相当于中医的哮证，哮证发生的关键在于气壅、外感和痰饮三者相合。暂时相合则一过性哮喘，合而难分则哮喘持续，三者分离则无哮喘。气壅多因情志、运动失调；外感为环境因素；痰饮与胎寒或生产时呛羊水，或饮食所伤，脾肺受累，或肺热炼液成痰有关。即使如此，单纯气壅或为痛、为满、为胀，单纯外感多为感冒、咳嗽、发热，单纯痰饮多致呕吐、胸闷、脘痞。只有当三者相对，外感引动内邪，内饮泛滥，邪气肆虐，气道严重阻塞，有效呼吸面积不足，才发为哮喘。由于痰饮胶固，邪气永在，气化未稳，随时存在三者相合的可能，才哮喘反复发生，迁延难愈。

（二）辨证分型

可以帮助家长，除了注意观察哮喘外，还需要观察其他不适表现，了解哮喘病因，并根据病因来选择正确的养护方法。

中医一般把哮喘缓解期分为肺脾气虚、脾肾阳虚、肺肾阴虚三种证型。

1. **肺脾气虚**　小儿常表现面色淡白，缺少光泽，气短，时时汗出，咳嗽，咳而无力，精神倦怠，神疲懒言，形体瘦弱，没有食欲，不想吃东西，大便溏，平素易患感冒，观察舌质舌苔，会看到舌质淡，苔薄白，小儿的脉细软。

2. **脾肾阳虚**　小儿常表现面色苍白，没有光泽，身体感觉寒冷，四肢发凉，活动后则会出现喘促咳嗽，气短，心慌，两脚感觉发软没有力气，肚子胀，没有食欲，不想吃东西，大便溏，观察小儿的舌质舌苔，会看到舌质淡，苔薄白，小儿的脉细弱。

3. **肺肾阴虚** 小儿常表现每当下午时面色泛红，而晚上出汗，身体瘦弱，手心和脚心发热，有时会有干咳，喘促，全身没有力气，晚上尿量增多，观察舌质舌苔，会看到舌质红，苔花剥，小儿的脉细数。

【生活起居】

（一）环境与休息

1. **保证患儿良好的睡眠** 良好的睡眠、充分的休息，能更好地使疾病恢复。

2. **尽可能避免诱发因素** 受凉、过度疲劳、激动、吃海鲜等都容易导致孩子的哮喘发作。

3. **注意气候影响** 做好防寒保暖工作，冬季外出防止受寒。气温多变或感冒流行时，要预防外感发生。

4. **居室环境适宜** 空气清新，避免吸入尘埃、油烟等。发作时，枕头需垫高，可卧位。

（二）增强体能

平时注意加强身体锻炼，常去户外运动，增强体质，提高机体免疫力。

（三）合理用药

在哮喘严重时及时用药。药物可以及时有效地控制哮喘剧烈发作，同时应减少对患儿的精神刺激，消除精神负担，鼓励患儿树立抗病信心。

【饮食调护】

（一）小儿哮喘的饮食原则（见发热 图 2-1-9）

1. 平时禁止吃刺激性食物和过冷过热食物。
2. 发作时要给予半流质或软食。
3. 平时多吃易消化食物如稀饭、米粥、面条等。

（二）小儿哮喘的饮食调理

1. 给宝宝多吃富含维生素的蔬菜、水果，如新鲜大白菜、小白菜、萝卜、番茄、山药、莲子、橘子等。

2. 适当给宝宝补充蛋白质，可选择瘦肉、鸡蛋、豆类等富含优质蛋白质的食物。

3. 如果宝宝是肺脾气虚型哮喘，宜食山药、牛奶、豆浆、红枣等。

4. 如果宝宝是肺肾阴虚型哮喘，宜食核桃仁、白果等。

（三）小儿哮喘药膳食疗方

1. 将核桃仁 15g、补骨脂 6g、五味子 3g，同置锅中，加适量清水，中火煎煮 30 分钟，取汁调入适量冰糖即成，代茶频饮。可补肾纳气定喘，适用于小儿哮喘证属肺肾两虚者。

2. 将黑芝麻 20g、胡桃肉 10g 捣碎，小火炒出香味。将肉苁蓉 10g 洗净后入锅，加适量水，用大火煎煮 2 次，滤渣取汁，合并滤液。把肉苁蓉汁放入锅内，加入粳米 50g，和捣碎的黑芝麻、胡桃肉，并加适量水，用大火煮成粥，最后加入冰糖 10g 稍煮片刻，搅拌均匀即成。可补肾纳气定喘，适用于小儿哮喘证属肺肾两虚者。

（四）小儿哮喘的饮食禁忌

1. **忌食致敏食物** 有些食物食入后能诱发小儿哮喘的发作，这些食物称为致敏食物。因每个人的体质不同，能够引起变态反应的食物也不同，常见的致敏食物有鱼、虾、蟹、鸡蛋、牛奶、花生等（图 3-1-2）。

2. **忌饮食过咸** 饭菜过咸会加重支气管的反应性，诱发或加重小儿哮喘的咳嗽、气喘症状。

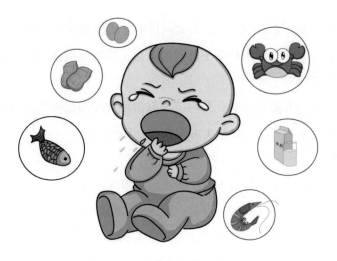

图 3-1-2 哮喘常见致敏原示意图

3．忌生冷瓜果　本病患者多为脾胃素虚、肾阳衰弱之人，多食生冷及寒性食物如各种冷饮、冰镇食品、生梨、西瓜等，会进一步损伤脾肾阳气，使脾胃运化无力、寒湿内停。而且，这些食品本身性质滑利，会加重脾虚，使痰液生成加速。

4．忌甜腻食物　甜食如巧克力、甜点心、奶油等，油腻食物如猪油、肉油炸食品等，这些食物有助湿增热之弊，会增加痰液的分泌量，并降低治疗的效果。

5．忌辛辣刺激之物　辣椒、胡椒、咖喱、芥末及过浓的香料等辛辣刺激物对气管黏膜有刺激作用，可加重炎性改变，增加痰液分泌。

【中医护理技术】

（一）穴位贴敷（图 3-1-3）

白芥子 3g，细辛 0.6g，胡椒 1g，白附子 1g，共研细末，用生姜汁调成糊状贴于双侧肺俞穴上，每于夜间睡前敷上，次日取下，如局部反应重时，亦可敷 1～2 小时取下，1～2 日进行 1 次，7 次为 1 个疗程。

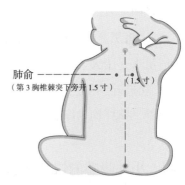

肺俞
（第 3 胸椎棘突下旁开 1.5 寸）　（1.5 寸）

图 3-1-3　肺俞穴定位

（二）推拿

1．清补脾经、肺经、肾经根据病情选择补泻，每穴各 1～5 分钟。

（1）清补脾经

1）位置：拇指桡侧，赤白肉际处，指尖到指根，属线型穴（见咳嗽 图 2-2-13）。

2）目的：补脾经以补脾气，有助于脾胃的运化，脾为生痰之源，清脾经以断绝痰液的生成来源。

3）操作：一手将患儿拇指屈曲，另一手循拇指桡侧缘由指尖推向末节指纹方向直推称补脾经；由末节指纹向指尖方向直推，称清脾经。

（2）清补肺经

1）位置：在掌面，位于无名指末节的螺纹面（图 3-1-4）。

2）目的：补肺经以补肺气，固护卫表，清肺经以清肃肺。

3）操作：以末节指纹推向指尖方向为清，称清肺经；以旋推或反向直推为补，称补肺经。

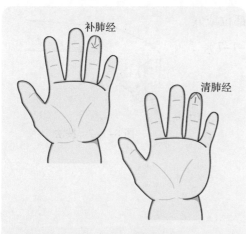

图 3-1-4 清补肺经

（3）补肾经

1）**位置：** 小指掌面，指根到指尖（见尿路感染 图 2-6-6）。

2）**目的：** 补肾经益肾气，助元阳，切合哮喘缓解期增强体质，预防感冒，达到化痰逐饮和理气顺气的目的。

3）**操作：** 将宝宝的小指面向上，夹入家长左手虎口内，右手拇指由宝宝小指末节指纹推向指尖，称为补肾经。

2. 推拿腹部

（1）**位置：** 腹部。

（2）**目的：** 腹部操作能化痰温运，调和阴阳。善于温补，能增强小儿体质，减少哮喘的发作，甚至彻底治愈。

（3）**操作：** 分别采用分推、揉、按等手法，共 10 分钟。

1）**推法：** 用拇指或手掌或其他部位着力于人体某一穴位或某一部位上，做单方向的直线或弧形移动，称为推法（图 3-1-5）。

2）**揉法：** 用大鱼际、掌根，或手指螺纹面吸附于一定的治疗部位，做轻柔缓和的环旋运动，并带动该部位的皮下组织，称为揉法（图 3-1-6）。

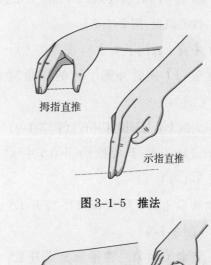

图 3-1-5 推法

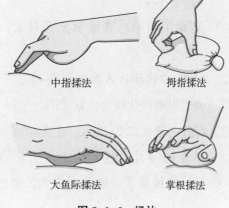

图 3-1-6 揉法

3）**按法：**用手指或手掌面着力于体表一部位或穴
位上，逐渐用力下压，称为按法（图3-1-7）。

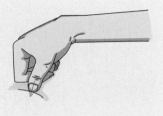

图3-1-7 按法

（三）艾灸

1. 位置

（1）膻中（两乳头连线的中点）（见病毒
性心肌炎 图2-7-7）

（2）中府（云门下1寸）（图3-1-8）

（3）云门（锁骨外侧下缘的三角窝处）
（图3-1-8）

（4）大椎（第七颈椎棘突下）（图3-1-9）

（5）定喘（位于大椎旁开0.5寸）（图
3-1-9）

（6）肺俞（第3胸椎棘突下旁开1.5寸）
（图3-1-9）

（7）肾俞（在第二腰椎棘突旁开1.5寸）
（图3-1-9）。

2. 目的
"病痰饮者当以温药和之"，艾
灸之温重视化痰饮，温元阳。

3. 操作
每次取2~3穴，生姜切成3mm
厚度的薄片，置穴位上，艾炷点燃
后，直接置于生姜片上烧灼，至患儿

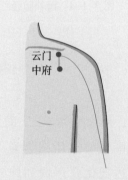

图3-1-8 中府穴、云门穴定位示意图

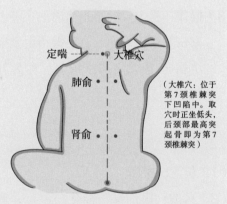

（大椎穴：位于
第7颈椎棘突
下凹陷中。取
穴时正坐低头，
后颈部最高突
起骨即为第7
颈椎棘突）

图3-1-9 大椎穴、定喘穴、肺俞穴、
肾俞穴定位示意图

感觉灼热，以能忍受为度，即换1个艾炷。每穴2~3个艾炷，以此类推，灸完上述穴位。每日或隔日1次，10次为1个疗程（图3-1-10）。

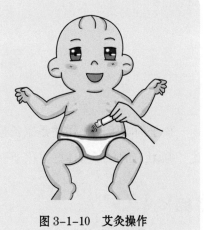

图3-1-10　艾灸操作

（四）敷药疗法

1. **位置**　肺俞（第3胸椎棘突下旁开1.5寸）、膏肓（在背部，第四胸椎棘突下旁开3寸）、涌泉（屈趾，足掌心前正中凹陷处（足掌心前1/3与2/3交界处的凹陷中）。

2. **处方**　白芥子20g，延胡索、玄明粉各15g，甘遂12g，细辛8g，麻黄5g。

3. **操作**　药研细末，加鲜桑皮汁适量调制成饼，分别贴敷肺俞、膏肓（图3-1-11）、涌泉穴（见病毒性心肌炎　图2-7-11）（每次2穴，交换贴敷），纱布包扎，6小时去药。

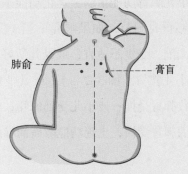

肺俞　　　　膏肓

图3-1-11　肺俞穴、膏肓穴定位

（郭　鹤）

第二节 厌食

孩子的吃饭问题往往是家长最关心的，在大人们的育儿经中，有一条公认的理论："嘴壮"的孩子身体好，孩子一旦出现厌食，家长就会十分紧张。

【概论】

厌食是指小儿较长时期不想吃饭，甚至厌恶进食的一种病证（图3-2-1）。该病多见于1~6岁小儿，病程很长，很难确定其具体发病日期。由于厌食，小儿营养摄入不足，可影响其生长发育。

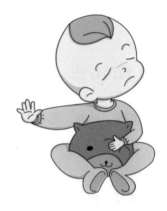

图3-2-1 不想吃饭

（一）病因

小儿脾胃功能虚弱，运化功能本身较差；小儿饮食不能够自我调节，如果喂养不当（图3-2-2），或乳食品种调配、变更不适宜，或纵儿所好，乱投饮食，均易损伤小儿脾胃（图3-2-3）；或其他疾病，失治误治，特别是乱投补品或过用寒凉，易导致脾胃受损；或小儿受到惊吓；或心情不愉快，都可影响到食欲，以上各种原因均可因脾胃受损，出现功能障碍而导致厌食。

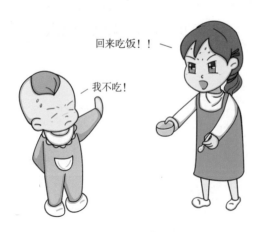

回来吃饭！！

我不吃！

图3-2-2 喂养不当

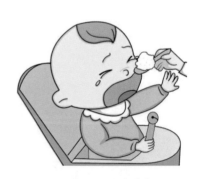

图3-2-3 强迫进食

（二）病机

孩子吃饭没有胃口，多与脾胃功能差有关。脾是人体食物的加工厂，中医认为脾主运化，胃主受纳，胃首先完成初步消化，脾再把消化吸收的精微物质（即饮食营养）输送到全身。脾主运化，是指脾把人体从外面获得的水谷原料"加工"成"产品"即精微物质，并将精微物质吸收转输至全身各脏腑组织，也就是把"产品"送到身体各个"销售点"。而胃主受纳，简单的说胃就像一个大袋子，能够容纳我们摄入的各种饭菜、零食、饮料等，完成食物初步消化的过程，使大块的、分子结构复杂的食物，分解为能被吸收的、分子结构简单的小分子物质，而脾对这些经过胃加工过的产品再进行深加工。脾与胃是亲如手足的兄弟俩，哥俩必须合作才能完成食物的消化吸收。各种原因导致的脾胃功能障碍，则会引起厌食的发生。

（三）表现

1. 长期不想进食，厌恶吃饭，食量显著少于同龄正常儿童。
2. 可有打饱嗝、恶心、腹胀，大便不规律等症状。但精神尚好，活动如常。

【辨证】

（一）胃脘积滞

厌恶进食，或者没有胃口进食，食量明显减少，胸闷腹胀，打饱嗝恶心，口臭，进食稍多，则胃腹饱胀，或疼痛，按压后疼痛加重，胃内振水声，夜卧不安，大便不调，舌苔薄白或白腻，脉濡（图3-2-4）。

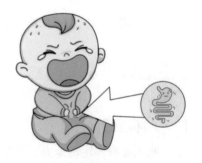

图 3-2-4　腹部饱胀，疼痛不适

（二）脾胃气虚

口中无味，不想吃饭，食量减少，形体消瘦，面色缺少光泽，精神不振，或有大便不成形，或粪便中有未被消化的食物残渣，舌质淡，苔薄白，脉细无力（图3-2-5）。

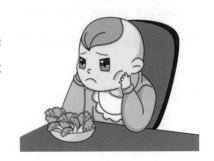

图 3-2-5　精神倦怠，食欲不振

（三）胃阴不足

口燥咽干，拒绝进食，进餐时嬉笑、跑跳、难以入静（图 3-2-6），吃得少但饮水较多，皮肤干，大便干燥，小便频、颜色黄，甚至出现烦躁，不爱睡觉，手足心热，舌红少津，苔少，脉细数。

（四）肝气犯胃

不想吃饭，进食量易受情绪影响，恶心，呕吐，脾气暴躁，或忧郁，胸闷，舌苔薄，脉弦（图 3-2-7）。

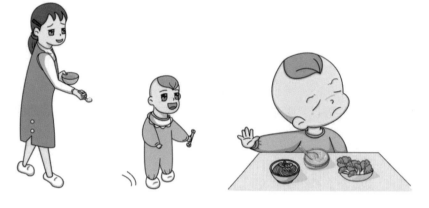

图 3-2-6　不爱吃饭，嬉戏跑跳　　图 3-2-7　脾气急躁，食量随情绪增减

【生活起居】

（一）环境适宜

吃饭要有固定的地方，有适合孩子的餐具、桌椅，让孩子自己坐着吃饭；大人不要谈论与就餐无关的事，更不能让孩子东跑西跑，边吃边玩，分散了吃饭的注意力。父母绝对不能在孩子吃饭时训斥孩子。有事尽量放到饭后处理，如果非要解决不可，也务必和蔼耐心，切忌粗暴简单而破坏良好气氛。

（二）饮食规律

进食要按时、有度，纠正不良的饮食习惯，不强迫进食，如果孩子实在不想吃，家长千万不要硬塞，否则孩子会对吃饭充满恐惧，变得更加不爱吃饭。同时饮食要定时定量，荤素搭配，少食生冷坚硬、肥甘厚味等不易消化的食物。

（三）明确原因

当孩子突然改变环境和生活习惯时，家长应帮助其逐步适应新的环境和新的习惯。出现食欲不振症状时，要及时查明原因，采取针对性治疗措施。对病后食欲逐渐恢复者，要一点点增加饮食，切勿暴饮暴食而致脾胃复伤。在病因未明确前，必须对病情密切观察，不能滥用"开胃"药，否则治疗无效。

【饮食调护】

（一）小儿厌食的饮食原则

1. 通过食疗也可以增强食欲，消除厌食，如用薏苡仁粥、山药粥、小米粥，都是很好的健脾养胃的食疗方。

2. 多注重蛋白质、脂肪和碳水化合物的补充，多吃肉类、蛋、奶类等。多食新鲜的水果和蔬菜，少吃零食。

3. 保持生活规律，心情愉快，纠正不好的饮食习惯。

（二）小儿厌食的饮食调理

1. **掌握正确的喂养方法**　饮食有规律，勿多食糖果饮料，夏季勿贪凉饮冷。应以一日三餐、普通饮食为主，注意食物品种多样。母乳喂养的婴儿6个月后应逐步添加辅食。

2. **纠正饮食习惯**　纠正小儿贪吃零食、偏食挑食、饮食不按时、无定量的不良饮食习惯，少进油腻、生冷干硬等不消化食物，食物不要过于精细，应鼓励多吃蔬菜及粗粮。

3. **饮食清淡**　老话说"鱼生火，肉生痰，青菜萝卜保平安"，孩子的脾胃虚弱，适合吃一些清淡、容易消化的食物。肉类和鱼类中虽然含有丰富的蛋白质，但不能多吃，尤其是油炸食品，要尽可能不吃。像牛羊肉这类的纤维密度高、难消化的食物，烹饪时可以用刀背反复敲打肉块，以打散筋骨，这样吃起来既入味，又方便小孩子咀嚼和消化。

4. **饮食温热**　由于胃是喜暖恶湿寒的，所以孩子的饮食应以温热为宜。就算是在夏天，也不要给孩子买太多的冰淇淋吃。要知道，一方面由于生冷的食物很容易损伤孩子的胃气，另一方面，甜腻的食物也会让孩子上火。有的孩子喜欢从冰箱里拿出冰牛奶直接喝，这是个很不好的习惯，加热之后的牛奶无论从耐受程度，还是从营养价值方面，都更加适合东方人的胃肠。但牛奶不宜煮沸，温热即可。

5. **食时不责** 要提醒各位家长要注意孩子吃饭时的情绪，有些人喜欢在吃饭的时候和孩子谈心，谈得不开心，家长脾气上来了，在饭桌上就把孩子劈头盖脸地教育一顿。要知道，情绪直接影响着消化功能。孩子挨了骂，心里害怕、不高兴，马上会影响食欲，更有甚者会出现恶心、想吐的情况。反之，情绪特别好的时候，吃饭也会特别香，吃完饭后也很容易消化。所以，大家要切记"食不责"。

6. **细嚼慢咽** 家长不要以自己的吃饭速度要求孩子，毕竟狼吞虎咽会伤害孩子的肠胃，细嚼慢咽可以使食物被充分咀嚼磨碎，还能让唾液淀粉酶更好地发挥作用，这样一来既减轻了胃的负担，又有利于消化吸收。但是，也不能让孩子边吃边玩，把吃饭时间控制在 20～30 分钟。

（三）常用食疗方

1. 益脾饼

食材：白术 30g，红枣 250g，鸡内金 15g，干姜 6g，面粉 500g，食盐适量。

做法：将白术、干姜放入纱布袋内，封口，加水 100ml，与红枣同煮，先大火煮沸，后改小火慢炖 1 小时，除去药袋，剔除红枣核，将枣肉捣成泥，鸡内金研粉，与面粉混匀，入枣泥和少许食盐，和成面团，分成面剂子若干，制成薄饼。平底锅内涂少许素油，放入面饼烙熟即可。

用法：空腹食用。

功效：本食疗方具有健脾益气、温中散寒、开胃消食之功效。

2. 红枣益脾糕

食材：红枣 30g，白术、鸡内金粉各 10g，干姜 10g，白糖 300g，面粉 500g，发面 100g，食用碱适量。

做法：将白术、干姜用纱布包成药包，扎紧入锅，下红枣，加水适量，大火煮沸后，改小火煮 20 分钟后取汁。枣肉搅拌成枣泥待用。将白糖加入药汁与鸡内金粉、发面一起揉成面团，可加碱水适量，再将枣泥倒入做成枣坯，上屉蒸 15～20 分钟。也可加盐适量，用菜油文火烙成咸饼。

用法：每日 1 次，随餐食用。

功效：本食疗方具有健脾益气、开胃消食之功效。

3. 苹果山药散

食材：苹果干 50g，山药 30g，白糖适量。

做法：将苹果干、山药共研为细末。

用法：每次 15g，加白糖适量，用温开水送服。

功效：本食疗方具有健脾养胃、消食止泻之功效。

【中医护理技术】

（一）小儿推拿

方 1：针对脾胃气虚和胃阴不足证。全放攻补兼施，以补为主，是各种虚证厌食的基本推拿处方。

1. 补脾经

（1）**位置：**在拇指桡侧缘自指尖至指根，线状穴（见腹泻 图 2-5-12）。

（2）**目的：**补脾经调脾胃，助运化、增进饮食，化生气血。

（3）**操作：**补脾经即从指尖向指根方向直推，操作 3 分钟。

2. 点揉足三里

（1）**位置：**小腿前外侧、外膝眼下 3 寸、胫骨外侧约一横指处（见病毒性心肌炎 图 2-7-9）。

（2）**目的：**足三里为传统强壮穴位，能健脾和胃，增益气血。

（3）**操作：**用拇指指腹点揉 1~3 分钟。

3. 捏脊

（1）**位置：**背部正中，从大椎至长强穴成一直线（见发热 图 2-1-22）。

（2）**目的：**捏脊为传统方法，单用即能增进饮食，配合补脾经和揉足三里则调补脾肾，化积导滞功著。

（3）**操作：**从长强穴开始，操作者双手拇指与示指配合捏起皮肤，从下至上，自长强穴一直捏至大椎穴，操作 3~10 遍。

方2：针对胃脘积滞和肝气犯胃证

1. 掐揉四横纹

（1）**位置**：四横纹位于手掌面，示、中、无名、小指第一指间横纹（图3-2-8）。

（2）**目的**：推四横纹为传统消食化积经典穴位，可消胀除满。

（3）**操作**：先横推四横纹1~2分钟，再依次从示指揉3掐1至小指，操作10遍。

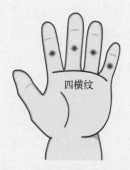

图3-2-8　小儿掐揉四横纹手法及部位

2. 揉板门

（1）**位置**：位于小儿手掌大鱼际中点处（见腹泻 图2-5-10）。

（2）**目的**：板门被誉为脾胃之门，揉板门可消食化积导滞。

（3）**操作**：用拇指揉板门1~2分钟。

3. 清胃经

（1）**位置**：自腕横纹至拇指根部，外侧缘赤白肉际处，属线型穴位（见鹅口疮 图2-3-8）。

（2）**目的**：清胃经可直接清除胃中积滞。

（3）**操作**：用拇指从内向外推小儿第一掌骨桡侧缘1~3分钟。

4. 清大肠

（1）**位置**：示指桡侧缘（靠近大拇指的一侧）自示指尖到虎口成一直线（见腹泻 图2-5-11）。

（2）**目的**：清洁肠道。

（3）**操作**：从示指根部向指尖方向推1~3分钟。

5. 揉腹

（1）**位置**：整个腹部（见呕吐图2-4-9）。

（2）**目的**：揉腹消除积滞，加速胃肠蠕动，增进食欲。

（3）**操作**：1~3分钟。

（二）中药贴敷

砂仁、茯苓、焦麦芽、神曲、焦山楂、肉豆蔻各12g，人参、白术各10g，川朴9g，木香6g，粉碎，以凡士林调膏药，敷于中脘、气海穴上，每日1换，3次为1个疗程。

（三）穴位按摩

1. **常按足三里，孩子吃嘛嘛香**　中医常说"若要身体安，三里常不干"，"三里"指的就是足三里这个穴位，而所谓"不干"的状态，就是每天按摩足三里穴，可调和脾胃，让孩子食欲旺盛。足三里是足阳明胃经的主要穴位，可以健脾和胃、生发胃气、疏通经络。现代医学也证明，经常刺激足三里，孩子的食欲会越来越强，胃肠蠕动也会更加有力而规律，消化酶的活力也会大大提高，吃进去的食物也会更容易被消化吸收。

那么足三里这个穴位究竟怎么找呢？取穴时，让年龄小的孩子平躺在床上，大一点的孩子可以坐着，双腿稍微屈曲。然后家长将孩子的四指并拢，横放抵在孩子的膝盖髌骨外侧膝眼下，在小拇指下端与胫骨前缘的交点，向外一横指处，用力按压，如果感到明显的酸、麻、胀，就是足三里。家长可以一边给孩子讲故事，一边用拇指或中指按揉足三里穴，最好让孩子感觉到局部皮肤微热。可以用两只手分别同时按摩两侧的足三里，也可也单侧按摩，每次 5~10 分钟，每天 2~3 次，可以得到很好的保健效果。

2. **推拿脾俞**　在孩子的背部有脾俞穴，它是脾气传输至背部的穴位，推拿这个穴位可以达到健脾和胃、利湿升清的效果。推拿脾俞是治疗孩子厌食的灵丹妙药。脾俞穴的位置不太好找，最好让孩子趴在床上，先沿脊柱找到第 11 胸椎，中医里有个骨度分寸法，以肩胛骨内侧缘与脊柱之间的距离为 3 寸。在刚才找到的第 11 胸椎处，同时脊柱正中线旁开 1.5 寸的地方，就是一对脾俞穴的位置。推拿脾俞时，用的是按揉的方法。每次按揉 3~5 分钟，如果时间充裕，可以每天都按，也可以隔 1 天按 1 次。1 个疗程大约 5 次，一般 2 个疗程下来，就可以有效地改善孩子厌食的情况（图 3-2-9）。

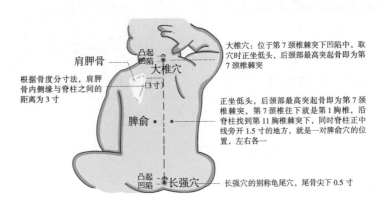

图 3-2-9　小儿推拿脾俞手法及部位

（张　欢）

第三节 积滞

孩子是每个家庭的掌上明珠，在孩子出生后，身体的免疫力往往会非常低下。为了解决这个问题，很多家长选择给孩子补充各种各样的滋补品。但在营养补充的过程中很可能因为孩子身体偶尔的异常或是饮食的不当导致消化出现问题。如果孩子出现食积、口臭以及大便酸臭的情况，就要引起我们的重视。

【概论】

积滞又称伤食、食积。是小儿喂养不当、饮食过量等原因所导致的内伤乳食，食物停积胃肠，积滞日久而不能消化，脾的运化功能失调所引起的一种小儿常见的脾胃病证。以不爱吃饭，进食后不消化，胃脘部腹部胀痛，呕吐物酸臭，大便酸臭或便秘为特征（图 3-3-1）。类似于西医说的功能性消化不良（图 3-3-2）。

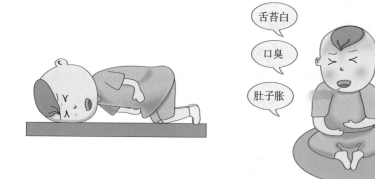

图 3-3-1　胃脘胀痛　　　　　图 3-3-2　功能性消化不良

【辨证】

（一）乳食内积证

证候：孩子不爱进食，打饱嗝有酸馊味或呕吐食物、乳片，胃部腹部胀痛，大便酸臭，烦躁啼哭，晚上睡觉不安稳，手足心热，舌质红，苔白厚或黄厚腻，脉象弦滑（图 3-3-3）。

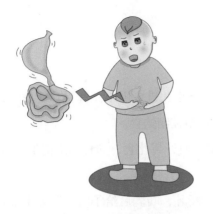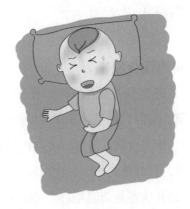

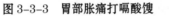

图 3-3-3　胃部胀痛打嗝酸馊　　　　图 3-3-4　精神疲惫　肢体困倦

（二）脾虚夹积证

证候：面色黄无光泽，形体消瘦，精神疲惫，肢体困倦，不爱进食，进食后腹部有饱胀感，腹胀且按压后腹胀感减轻，大便稀不成形，气味酸腥，夹有乳片或不消化食物残渣，舌质淡，苔白腻，脉细滑（图 3-3-4）。

【生活起居】

（一）纠正饮食习惯

日常饮食提倡母乳喂养，乳食宜定时定量，不应过饥过饱。食品宜新鲜清洁，不应过食生冷、肥腻之物。随着年龄的增长，逐渐添加相适应的辅助食品，不应偏食、杂食，合理喂养。平时应保持大便通畅，养成良好的排便习惯。

（二）遵循发育规律

根据小儿生长发育需求，按照顺序添加辅食，由少到多、由稀到稠、由一种到多种进行。切忌辅食添加过多过快，以免脾胃纳化不及而积滞不化。亦不可逾期不予添加，而使婴儿脾胃运化功能薄弱而不能增强。

（三）适当锻炼身体

平时家长应鼓励孩子多参加体育运动，因为运动可增加胃肠蠕动，促进消化，家长也可以在临睡前，以肚脐为中心按顺时针方向轻轻按摩孩子腹部，这样不仅可以促进孩子的肠蠕动，还有助于入眠。

【饮食调护】

（一）积滞的饮食原则

1. 小儿进食提倡要有规律，有节制。指小儿进食因小儿脾胃功能虚弱，宜科学喂养，定质、定时、定量。在发病期间，适当控制饮食。

2. 小儿积滞应辨证施食。乳食内积者，宜开胃化食，如食用山楂粥、曲末粥等；脾虚夹积者，宜健脾消积，如食用肉豆蔻粥、山药粥等。

3. 婴幼儿应尽量母乳喂养。不宜过早断乳，断乳后给予富于营养丰富且易消化的食物，以免辅食添加不及时，气血生化乏源。

4. 添加辅食应结合年龄，循序渐进，不宜过早杂食，或滋补太过，或偏食，以免养成厌食、挑食等不良饮食习惯，导致胃不受纳、脾失健运。

5. 要减少食积发生的概率，则要注意饮食起居有规律，不吃零食，少吃甜食，更不要乱服滋补品。当孩子出现呕吐，可暂禁食 3~6 小时，或给予生姜汁数滴，加少许糖水饮服，腹胀者揉摩腹部。

6. 饮食宜清洁，不宜过食生冷干硬、肥甘厚味之品，以免损伤脾胃，导致运化失职，升降失调。

7. 饮食宜清淡、易消化。脾胃虚弱者，可少食多餐，多食健脾益气之品，如豆浆、山药、茯苓等。

（二）常用食疗方

1. 蜜饯山楂（图 3-3-5）

（1）材料：山楂 500g（去核），水煎至七成熟，加入蜂蜜 250g。

（2）方法：小火煎至熟透，冷却后装瓶备用。

（3）功效：有开胃、消食、导滞的作用。饭后食用可治各种肉食不消化。

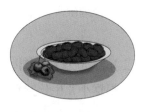

图 3-3-5　蜜饯山楂

2. 苹果梨子萝卜汤（图 3-3-6）

（1）材料：苹果 3 个、梨子 2 个、山药 15~30g、杏 15g、萝卜适量。

（2）方法：将苹果和梨子切块，连同其他材料煮成汤。

（3）功效：顺气消食，以促进胃肠道蠕动，帮助消

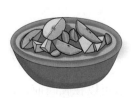

图 3-3-6　苹果梨子萝卜汤

化，缓解症状。

3. 山药内金粥（图 3-3-7）

（1）材料：鸡内金 15g，小米 15g，山药 15～30g。

（2）方法：鸡内金研成细末，山药煮熟，拌入粥饭中。每次用细末 2g，每日 2 次。

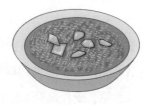

（3）功效：消食健胃助消化。可以促进胃液分泌，提高胃酸度及消化力，使胃运动功能明显增强，胃排空加快。

图 3-3-7　山药内金粥

【中医护理技术】

根据虚实不同病情，虚证多补脾经为主，清胃经为辅，实证多清胃经为主，补脾经为辅，各穴 2～3 分钟。

1. 补脾经

（1）**位置：**在拇指桡侧缘自指尖至指根，线状穴（见腹泻 图 2-5-12）。

（2）**目的：**补脾经，调脾胃，助运化，增饮食。

（3）**操作：**补脾经即从指尖向指根方向直推，操作 3 分钟。

2. 清胃经

（1）**位置：**自腕横纹至拇指根部，外侧缘赤白肉际处，属线型穴位（见鹅口疮 图 2-3-8）。

（2）**目的：**清胃经可和胃，清除胃中积滞，与补脾经合用，可健运脾胃。

（3）**操作：**用拇指从内向外推小儿第一掌骨桡侧缘 1～3 分钟。

3. 掐揉板门

（1）**位置：**板门手掌大鱼际平面（见腹泻 图 2-5-10）。

（2）**目的：**板门被誉为脾胃之门，揉板门可消食化积导滞。

（3）**操作：**用拇指揉板门 1～2 分钟；或揉 3 次掐 1 次，1 分钟。

4. 掐揉四横纹

（1）**位置：** 四横纹位于手掌面，示、中、无名、小指第一指间横纹（见厌食 图 3-2-8）。

（2）**目的：** 四横纹消食化积力强，可用于各种原因引起的食积。

（3）**操作：** 横向推四横纹 1 分钟，直至指纹发热，从示指纹路起依次推至小指纹路；或者每个纹路揉 3 次掐 1 次，操作 10 遍左右。

5. 摩揉腹部

（1）**位置：** 整个腹部（见呕吐 图 2-4-9）。

（2）**目的：** 揉腹消除积滞，加速胃肠蠕动，增进食欲。

（3）**操作：** 顺时针摩腹 5 分钟；找到腹部胀痛的位置，用指摩或揉定点操作 1 ~ 3 分钟。

（张　欢）

第四节　疳证

【概论】

疳证是由于先天不足以及后天失调，特别是喂养不当和多种脾胃疾病的影响，导致脾胃受损，气液耗伤而形成的一种慢性营养障碍性疾病。临床以形体消瘦、面黄发枯、精神萎靡或烦躁、饮食异常、大便不调为特征。多见于 5 岁以下的儿童。西医学的严重营养不良可参照本病治疗。

"疳"有两种含义。一为"疳者甘也"，谓其病由过多食用高热量、高脂肪的食物所导致，指的是疳证的发病原因；二为"疳者干也"，指本病气液干涸、形体消瘦的临床特征，指的是疳证发生的病机和症状。

（一）病因病机

引起疳证的病因有很多，常见于饮食不节、营养失调、疾病因素，以及先天禀赋不足。

1. 喂养不当　小儿脾胃功能虚弱，乳食不知自我控制，常因乳食摄入太多或过少所伤。摄入太多导致食积内停，积久成疳；太少则营养摄入不足，气血来源不足，日久成疳。

2. 疾病影响　小儿长期患病，尤其是呕吐、慢性腹泻、长期便秘等，致脾胃虚弱，津液不足，气血俱虚，积久成疳。其他系统的严重病变也可引起营养吸收障碍而成疳证。

（二）临床表现

1. 饮食异常，大便时干时稀，或胃部腹部膨胀。

2. 形体消瘦，体重低于正常平均值的 15%～40%，面色没有光泽，毛发稀疏枯黄（图 3-4-1），精神不振（图 3-4-2）。

3. 有喂养不当或病后饮食失调史。

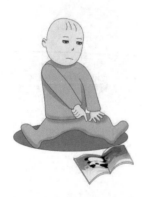
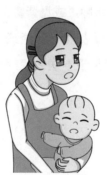

图 3-4-1　毛发稀疏　　　　　　　　　图 3-4-2　精神不振

【辨证】

（一）疳气

表现：形体略见消瘦，身材矮小，面色稍萎黄，食欲不振，或食多便多，大便干稀不调，精神不振，好发脾气。舌苔腻，脉细滑。多见于本病的初起（图 3-4-3）。

治法：调理脾胃。

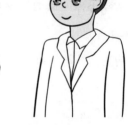
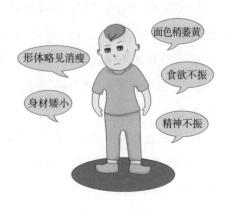

面色稍萎黄

形体略见消瘦

食欲不振

身材矮小

精神不振

图 3-4-3　疳气

（二）疳积

表现：形体消瘦明显，脘腹胀大，甚至腹部青筋明显暴露，面色萎黄，毛发稀疏易落，烦躁不安。或见揉眉挖鼻，吮指磨牙，食欲不振。或进食量多但是非常容易饥饿、大便中可能会见到虫体。或嗜食生米、泥土等异物。舌质偏淡，苔淡黄而腻，脉濡细而滑。多见于本病中期（图3-4-4）。

治法：化积导滞。

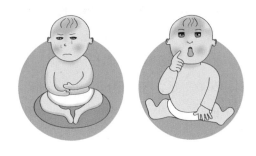

图3-4-4 疳积

（三）干疳

表现：极度消瘦，皮包骨头，呈老人面貌，皮肤干枯有皱纹，精神萎靡，啼哭无力，无泪。或可见肢体水肿。或见紫癜、鼻腔以及牙齿少量出血等表现。舌淡或红，苔光少津，脉弱。多见于本病之晚期（图3-4-5）。

治法：补益气血。

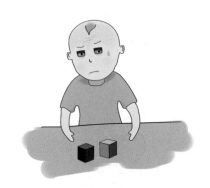

图3-4-5 干疳

【生活起居】

1. 合理安排小儿生活起居，保证充足睡眠时间，经常户外活动，呼吸新鲜空气，多晒太阳，增强体质。

2. 保证病室温度适宜，光线充足，空气新鲜。清洁卫生，防止感染。衣着柔软，注意保暖。

3. 发现体重不增或食欲不振时，要尽快查明原因，及时加以治疗。

4. 定期测量患儿的体重、身高，掌握治疗效果。重症患儿密切观察，防止病情急剧变化。

5. 重症患儿要加强全身护理，做好皮肤清洁以及眼、鼻、口腔护理，注意食具卫生，勤翻身，防止压疮等并发症的发生。并记录患儿面色、精神、饮食、二便、哭声的变化，及时调整治疗思路和方案。

6. 本病为推拿优势病种，疗效确切，但宜长期坚持。

【饮食调护】

（一）疳证的饮食原则

1. 蛋白质和热量的摄入量必须达到生理需要量，才能维持体内的正氮平衡，使小儿健康成长。

2. 一般动物蛋白质，如乳类、蛋类、肉类，所含各种必需氨基酸比较丰富，可以采用。

3. 对因喂哺不足而营养不良的小儿，应调整饮食，经常服食牛乳、鸡蛋粥，也可加果汁、菜汁、蛋泥、鱼泥、豆制品等，从半流质逐渐过渡到普通饮食。

4. 提倡母乳喂养，乳食定时定量，按时添加辅食，适时断奶，平衡膳食，确保小儿生长发育所需。

5. 纠正不良饮食习惯，避免暴饮暴食、偏食、嗜食。

6. 加强饮食调护，添加食物不可过急过快，根据患儿病情及消化耐受能力，给予富含营养，易于消化的食物。

7. 婴儿按由少到多、由稀至稠、由精到粗的顺序逐渐增加食物的种类和数量。食物应新鲜多样，荤素搭配。

（二）常用食疗方

1. 麦芽山楂饮（图3-4-6）

（1）原料：炒麦芽10g，炒山楂3g，红糖适量。

（2）用法：水煎取汁，代茶饮。

（3）功效：炒麦芽性平、味咸，善消面食、除积滞。山楂性微温，味甘、酸，可解肉食油腻、消导积滞。二物合用，既消食又开胃，味酸甜美，小儿乐于饮用。

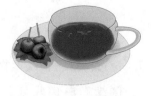

图3-4-6 麦芽山楂饮

2. 红枣泥（图3-4-7）

（1）原料：红枣100g。

（2）用法：将红枣洗净，放入锅内，加入清水煮15～20分钟，至烂熟。去掉红枣皮、核，调匀即可喂食。

（3）功效：红枣是一种营养佳品，被誉为"百果之王"，红枣含有丰富的维生素和氨基酸，可补脾益气。

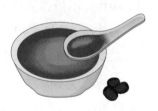

图3-4-7 红枣泥

3．参芪鸽肉汤（图3-4-8）

（1）原料：乳鸽1只，党参10g，黄芪15g，白术9g。

（2）用法：乳鸽1只，去杂毛及内脏，将党参10g，黄芪15g，白术9g打为粗末，布包后塞入鸽腹，隔水炖至烂熟，饮汤吃肉。3天炖服1剂，连服4～6剂。

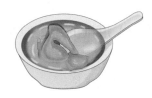

图3-4-8　参芪鸽肉汤

（3）功效：乳鸽可健脾补肾，党参、黄芪和白术可补虚益气，本方适用于气血两虚者。

【中医护理技术】

疳证多虚实夹杂，临床应辨明虚实，分别以补脾经和清胃经为主，久推多推，起到健脾胃，化积滞的功效。

1．补脾经

（1）**位置**：在拇指桡侧缘自指尖至指根，线状穴（见腹泻 图2-5-12）。

（2）**目的**：补脾经调脾胃，助运化、增进饮食，化生气血。

（3）**操作**：补脾经即从指尖向指根方向直推，操作3分钟。

2．清胃经

（1）**位置**：自腕横纹至拇指根部，外侧缘赤白肉际处，属线型穴位（见鹅口疮 图2-3-8）。

（2）**目的**：清胃经可直接清除胃中积滞。

（3）**操作**：用拇指从内向外推小儿第一掌骨桡侧缘1～3分钟。

（根据虚实不同病情，虚多补脾经为主，清胃经为辅，实多清胃经为主，补脾经为辅，各穴2～3分钟）

3．掐揉四横纹

（1）**位置**：四横纹位于手掌面，示、中、无名、小指第一指间横纹（见厌食 图3-2-8）。

（2）**目的**：推四横纹为传统消食化积经典穴位，可消胀除满。

（3）**操作**：先横推四横纹1～2分钟，再依次从示指揉3掐1至小指，操作5～10遍；四横纹亦可点刺放血。

4．掐揉板门

（1）**位置**：板门位于拇指下，手掌大鱼际平面（见腹泻 图2-5-10）。

（2）**目的**：掐揉板门是传统治疗疳积的要穴，揉板门可消食化积导滞。

（3）**操作**：先运板门1～3分钟，再揉3掐1，操作1分钟。

5. 腹部操作

（1）**位置：** 整个腹部（图 3-4-9）。

（2）**目的：** 分推腹阴阳和揉腹可消除肠道积滞。

（3）**操作：** 分推腹阴阳 10～20 次，即两拇指从剑突开始从中间向两侧分推，直到平脐胃止；再顺时针揉腹 1～3 分钟。

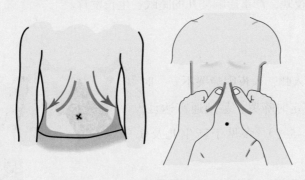

图 3-4-9 小儿分推腹阴阳手法及部位

6. 捏脊

（1）**位置：** 背部正中，从大椎至长强穴成一直线（见发热 图 2-1-22）。

（2）**目的：** 捏脊有较强的化积功效，为民间治疗疳积的常规方法，并作用于督脉和背俞穴，促进小儿生长发育。

（3）**操作：** 从长强穴开始，操作者双手拇指与示指配合捏起皮肤，从下至上，自长强穴一直捏至大椎穴，操作 5～10 遍，每操作一遍之后用双手拇指从上至下按揉背俞穴。

7. 点揉足三里

（1）**位置：** 小腿前外侧、外膝眼下 3 寸、胫骨外侧约一横指处（见病毒性心肌炎 图 2-7-9）。

（2）**目的：** 足三里调和脾胃、补益气血、消导积滞。

（3）**操作：** 用拇指指腹点揉 3 分钟。

以上诸穴配合，起到健运脾胃、强身健体、消导积滞，为治疗疳积的基本方。

（张　欢）

第五节 夜啼

夜啼发生于夜晚，严重影响婴儿的睡眠、生长发育。

【概论】

白天能安静入睡，入夜则啼哭不安，时哭时止，或每夜定时啼哭，甚则通宵达旦，称为夜啼（图3-5-1）。多见于新生儿及6个月内的小婴儿。

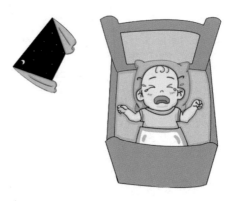

图 3-5-1　夜啼儿童

新生儿及婴儿常以啼哭表达要求或痛苦，饥饿、惊恐、尿布潮湿、衣被过冷或过热等均可引起啼哭。此时若喂以乳食、安抚亲昵、更换潮湿尿布、调整衣被厚薄后，啼哭可很快停止，则不属于本证范围。

对于夜啼的患儿一定积极寻找病因，以免耽误病情，一旦患儿出现发热、吐泻、腹胀、咳嗽、气急等症状，应立即去医院诊治。

【辨证】

仔细观察夜啼哭声的强弱、持续时间和其他症状，了解夜啼原因，并根据原因来选择正确的养护方法。

中医一般把夜啼分为脾寒气滞、心经积热及惊恐伤神三种类型。

（一）脾寒气滞证

啼哭时哭声低弱，时哭时止，睡时喜欢蜷曲，腹部胀满，同时喜欢温熨摩按，吮乳无力，食欲欠佳，大便溏薄，面色青白，唇色淡红，指纹多淡红（图3-5-2）。

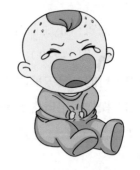

图 3-5-2　脾寒气滞夜啼儿童

（二）心经积热

啼哭时哭声比较响亮，见光亮时哭声更甚，哭时面赤唇红，烦躁不宁，身腹俱暖，大便秘结，小便短赤（图3-5-3）。

（三）惊恐伤神

常突然啼哭，似见异物状，神情不安，患儿时作惊惕，紧偎母怀，面色乍青乍白，哭声时高时低，时急时缓（图3-5-4）。

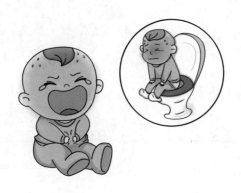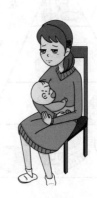

图3-5-3 心经积热夜啼儿童　　　图3-5-4 惊恐伤神夜啼儿童

【生活起居】

1. 环境适宜　房间清洁、安静，无光线声音刺激。室温保持在22～24℃。空气流通每天至少一次（将小儿转移到其他房间）（图3-5-5）。

2. 夜卧有时　夜间随时观察尿布、内衣、被褥等情况，保证足够睡眠，要按时而眠，调节睡眠时间，努力培养成一种良好的睡眠习惯（图3-5-6）。

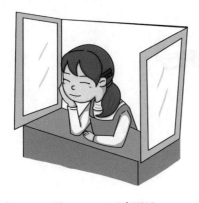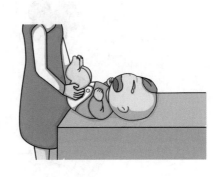

图3-5-5 开窗通风　　　图3-5-6 夜间及时更换尿布

3. **饮食有节** 喂养小儿贵在有时有节，必须定质、定时、定量，以防食积。注意加强营养，食物宜多样化，蔬菜瓜果要丰富，并选择一些营养价值高的蛋白质食物（图3-5-7）。

4. **起居有常** 合理安排患儿的起居生活，增减衣服时，要随气候的变化、冷热的不同而或增、或减。再者婴幼儿神怯胆虚，最易受惊吓，一定要引起家长注意（图3-5-8）。

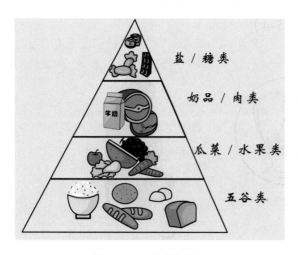

图 3-5-7　多样化饮食

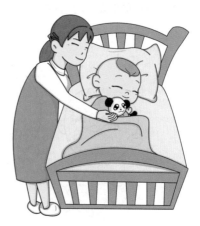

图 3-5-8　合理安排患儿的起居生活

【饮食调护】

总体原则：饮食有节，谨防食积。

喂养小儿贵在有时有节，必须定质、定时、定量，以防食积。注意加强营养，食物宜多样化，蔬菜瓜果要丰富，并选择一些营养价值高的蛋白质食物（图3-5-9）。

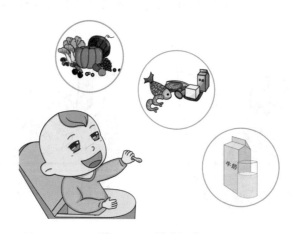

图 3-5-9　饮食调养

（一）脾寒气滞证

1. 食疗原理　温阳散寒、健脾和胃。

2. 常用食疗方

（1）葱白粥

原料：粳米 100g，葱白 100g，醋 5g。

做法：葱白去外皮，洗净，切细，粳米洗净，煮粥。粥半熟时，加入切好的葱白、醋，煮至粥熟即可。

（2）生姜红糖茶

原料：生姜 2 片，葱白 2 段，红糖 15g。

做法：生姜、葱白洗净，切细，红糖 15g，水煎开 3 分钟，热饮，多次服用。

（二）心经积热

1. 食疗原理　清心热、健脾胃

2. 常用食疗方

（1）百合莲子粥

原料：新鲜百合 60g，新鲜莲子 50g，糯米适量，红糖少量。

做法：鲜百合摘开，洗净；莲子洗净；将两者浸泡 15 分钟。将莲肉与糯米加水煮至八分熟，加入百合。粥煮熟后加入红糖少许即可。买不到新鲜莲子与百合，可使用干百合与干莲子，浸泡时间要加长。百合、莲子与糯米都要煮烂，使粥细腻软烂。

（2）小麦大枣茶

原料：淮小麦 15g，大枣 6g，炙甘草 3g，蝉蜕 3g。

做法：以上各味水煎，代茶饮，也可加适量白糖。

（三）惊恐伤神

1. 食疗原理　镇惊安神。

2. 常用食疗方

（1）酸枣粥

原料：酸枣（不去核）适量，粳米 100g。

做法：酸枣洗净，不去核，与粳米共煮粥。

（2）莲肉桂圆红枣汤

原料：莲肉、桂圆、红枣、糯米各适量，红糖少许。

做法：将上4味洗净，加水适量，煮成粥，调入红糖服用。

【中医护理技术】

（一）推拿疗法

1. 于百会、四神聪、囟门、风池（双）摩法操作

1）**位置：** 百会位于头顶正中线与两耳尖连线的交叉处；囟门位于百会穴前凹陷的菱形间隙（百会穴前三寸正中或前发际正中点直上2寸）；四神聪在百会前、后、左、右各开1寸处（图3-5-10）；风池在当枕骨之下，胸锁乳突肌与斜方肌上端之间的凹陷处（图3-5-11）。

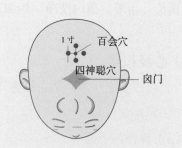

图3-5-10 百会、囟门、四神聪的定位和操作

2）**目的：** 适用于所有类型的夜啼，具有安神助睡眠的作用。

3）**操作：** 以全手掌轻摩（仅与皮肤表面发生摩擦，不宜带动皮下组织），百会、四神聪、囟门、风池（双），2～3分钟，由轻到重，交替进行。

2. 分阴阳，运八卦，平肝木（清肝经或补肝经），揉百会

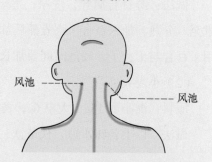

图3-5-11 风池的定位和操作

（1）分阴阳

1）**位置：** 腕横纹两端，合称手阴阳。

2）**目的：** 调整阴阳平衡，气血调和。

3）**操作：** 以两拇指自掌后腕横纹中点，向两旁作分推，50～100次（图3-5-12）。

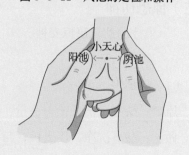

图3-5-12 分阴阳

（2）运八卦

1）**位置：**掌心周围，以握拳屈指时中指尖
处这一点为圆心，以握拳屈指时中指尖
处这一点至中指指根距离的 2/3 为半径所
作之圆周围（见发热 图 2-1-19）。

2）**目的：**疏理气机，调整阴阳。

3）**操作：**以拇指螺纹面作运法，称运内八
卦，100～300 次。

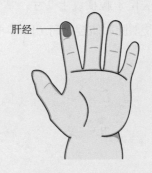

图 3-5-13 平肝木

（3）平肝木

1）**位置：**在示指的螺纹面。

2）**目的：**解除郁结，去除烦躁，安神助
睡眠。

3）**操作：**由示指螺纹面的近心端推向指尖，
即为清肝经，一般 100～500 次（图 3-5-13）。

（4）揉百会

1）**位置：**位于头顶正中线与两耳尖连线的
交叉处。

2）**目的：**安神助睡眠。

3）**操作：**用拇指螺纹面揉按百会穴，30～50
次（图 3-5-14）。

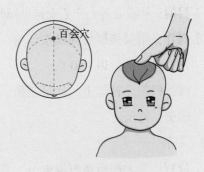

图 3-5-14 揉百会

3. 惊恐伤神 清肺经，揉印堂、太冲、内关。

（1）清肺经

1）**位置：**无名指掌面，指根到指尖。

2）**目的：**清肃肺经，宁心安神助睡眠。

3）**操作：**由无名指螺纹面的近心端推向指尖，
一般 100～500 次（见中暑 图 2-9-3）。

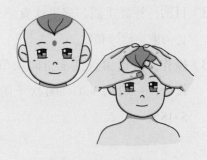

图 3-5-15 揉印堂

（2）揉印堂、太冲、内关

1）**位置：**印堂位于额部，在两眉头的中点
（图 3-5-15）；太冲位于足背侧，第一、
二跖骨结合部之前凹陷处（图 3-5-16）；

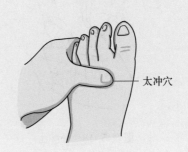

图 3-5-16 揉太冲

内关位于腕横纹上2寸，掌长肌腱与桡侧腕屈肌腱之间（图3-5-17）。

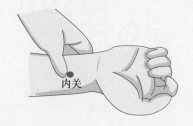

图 3-5-17 揉内关

2）**目的：**补益心神，宁心安神助睡眠。

3）**操作：**用拇指螺纹面揉按印堂、太冲、内关穴，30～50次。

4. **脾寒气滞** 补脾土，揉足三里、三阴交、关元。

（1）补脾土

1）**位置：**在大拇指桡侧缘末节，自指尖至指间关节横纹处。

2）**目的：**补血生肌，促进饮食消化，止泻痢，健脾和胃。

3）**操作：**由指尖直推至指间关节横纹处，一般用300～500次（图3-5-18）。

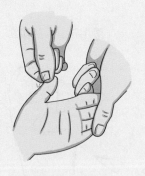

图 3-5-18 补脾土

（2）揉足三里、三阴交、关元

1）**位置：**足三里位于小腿外侧，外膝眼下3寸（见病毒性心肌炎 图2-7-9）；三阴交位于在小腿内侧，内踝尖上3寸，胫骨内侧缘后际（见尿路感染 图2-6-3）；关元位于脐下三寸处（图3-5-19）。

2）**目的：**培元固本，健脾益血，调畅气机，宁心安神助睡眠。

3）**操作：**用拇指螺纹面揉按足三里、三阴交、关元穴，30～50次。

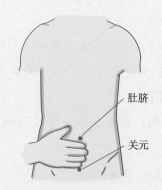

肚脐

关元

图 3-5-19 揉关元

5. **心经积热** 泻小肠，揉小天心、内关、神门。

（1）清小肠

1）**位置：**在小指尺侧缘，自指根至指尖成一直线。

2）**目的：**清热利尿，清热镇惊，宁心安神助睡眠。

3）**操作：**侧握小儿四指，使其小指尺侧面暴露，再以右手拇指推之，自指根推向指尖，100~500次（见尿路感染 图2-6-4）。

（2）揉小天心、内关、神门

1）位置

小天心：位于手掌根部，大鱼际与小鱼际相接凹陷处（图3-5-20）。

内关：腕横纹上2寸，掌长肌腱与桡侧腕屈肌腱之间（见图3-5-17）。

神门：位于腕部，腕掌侧横纹尺侧端，尺侧腕屈肌腱的桡侧凹陷处（图3-5-21）。

2）目的：清热镇惊，调理气血，安神镇惊，宁心安神助睡眠。

3）操作：用拇指螺纹面揉按小天心、内关、神门穴，30~50次。

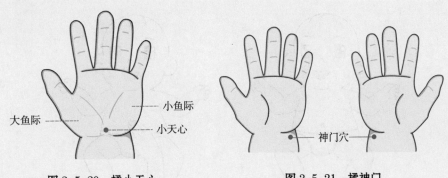

图3-5-20 揉小天心　　　　　　图3-5-21 揉神门

（二）外敷疗法

脾寒气滞

（1）小腹部疗法

1）位置：小腹部

2）目的：温中散寒，健脾和胃，疏理气机，助益小儿进食，促进饮食消化吸收。

3）操作：艾叶、干姜粉炒热，用纱布包裹，熨小腹部，从上至下，反复熨多次（图3-5-22）。

（2）脐部疗法1

1）位置：脐部

2）目的：温阳散寒，益气补血，助益小儿进食，促进饮食消化吸收，安神助睡眠。

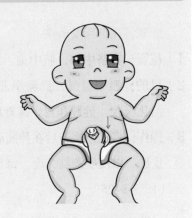

图3-5-22 小腹部疗法

3）操作：丁香、肉桂、吴茱萸等量研细末，置于普通膏药上，贴于脐部（图3-5-23）。

（3）脐部疗法2

1）位置：脐部

2）目的：温阳散寒，益气养血，助益小儿进食，促进饮食消化吸收，安神助睡眠。

3）操作：乌药、白僵蚕各10g，蝉蜕15g，琥珀3g，青木香6g，雄黄5g，研细末备用。用时取药10g，用热米酒将药末调成糊状、涂在敷料上，敷脐。每晚换1次，7日为1个疗程（图3-5-24）。

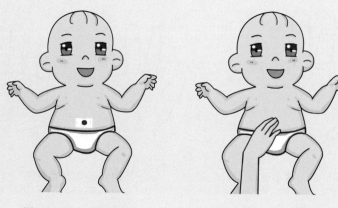

图3-5-23　脐部疗法1　　　图3-5-24　脐部疗法2

（三）针灸疗法

1. 脾寒气滞选用艾灸法

1）位置：在脐中部，脐中央。

2）目的：温中益气，助益小儿进食，促进饮食消化吸收，健脾和胃，疏理脏腑气机。

3）操作：将艾条燃着后在神阙周围温灸，不触到皮肤，以皮肤潮红为度，每日1次，连灸7日（图3-5-25）。

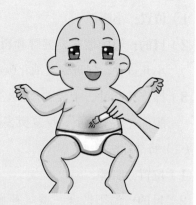

图3-5-25　脾寒气滞选用艾灸法

2．**心经积热** 取穴中冲，不留针，用针灸针浅刺
出血。

1）**位置**：位于手指，中指末端最高点。

2）**目的**：具有清热镇惊，宁心安神助睡眠。

3）**操作**：不留针，用针灸针浅刺出血（图3-5-26）。

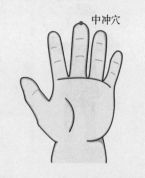

图3-5-26 针灸针浅刺中冲出血

（张　颖）

第六节　多动症

小儿多动症是儿童多动综合征的简称，
是一种常见的儿童行为异常问题，也可称为
注意力缺陷多动障碍（ADHD）（图3-6-1），
或脑功能轻微失调，抑或轻微脑功能障碍综
合征。

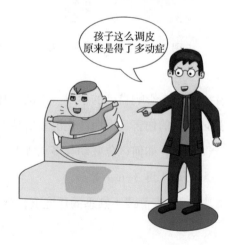

图3-6-1 多动症儿童

【概论】

多动症的发病以学龄期最为突出，但其症
状往往可追溯到学龄前期便可显现，尤其是男
孩的发病率要明显高于女孩。这类儿童的智力
虽然呈现正常或基本正常，但学习、行为及情
绪方面却仍有缺陷，从婴幼儿期就会显得特别活跃（图3-6-2），好哭闹不安静，需
求不易得到满足，并且随着年龄的增长活动量逐渐增加。到学龄期时主要表现为注意
力不集中，注意短暂，活动过多（图3-6-3），情绪易冲动，学习成绩普遍较差，甚
至会干扰其他伙伴（图3-6-4），在家庭及学校里不会与人相处，常常使家长或教师
感到不知所措（图3-6-5）。如不及时治疗，病情会逐渐加重，部分儿童将会持续终

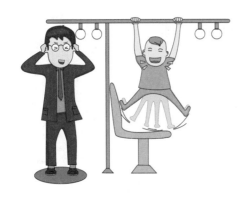

图 3-6-2　过度活跃的儿童

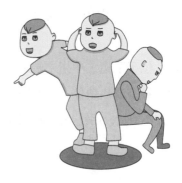

图 3-6-3　注意力不集中的儿童

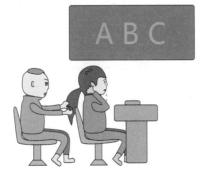

图 3-6-4　扰乱秩序的儿童

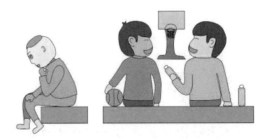

图 3-6-5　难与人相处的儿童

生，不仅会影响自己的学习、生活，甚至是身心健康，而且还会给家庭、学校和社会造成极大的伤害，继而产生沉重的负担。

那么，如何区分好动与多动呢?

好动（图 3-6-6）

1. 在安静或不熟悉的环境下，行为举止能够有所控制，具有一定的自觉性。

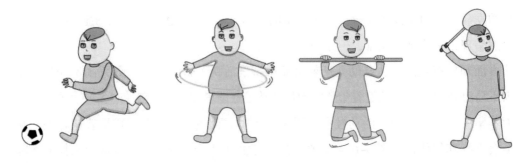

图 3-6-6　爱运动的儿童

2. 对自己喜欢的感兴趣的事十分投入。

3. 做某事时具有自己一定的计划性、目标性，能够安排好自己的行动。

多动（图 3-6-7）

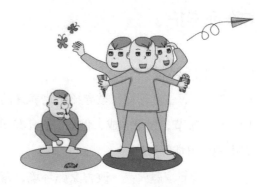

图 3-6-7　多动的儿童

1. 不管处在什么环境下，一直乱窜吵闹，缺乏一定的行为自觉性。例如，不能安静坐在教室里，身体常常转动，影响上课，甚至站起来随意走动，离开教室。另外还有插话、吵闹、惹麻烦、打扰同学的现象。

2. 很少有自己所感兴趣的活动，即便是在打游戏、看动画片时，也无法集中注意力，全神贯注。

3. 做事比较冲动，有头无尾，没有一定的计划性，不能从一而终。

【 中医对本病的认识 】

（一）病因病机

中医学认为，人体阴阳协调，则神志正常；若阴阳失和，则神不宁、魂不安、意不固、志不坚。小儿先天禀赋不足、后天失调，或因他病所伤，造成体质偏盛偏衰，动静变化有所失制。其脏腑病变多表现为心、肝、脾、肾四脏的功能失常，而以肾阴不足为本，虚阳浮亢，心肝火盛为其标。

（二）辨证分型

中医主要将多动症分为以下四种证型：即肝肾阴虚、心肝火旺、痰火内扰和心脾两虚。

1. **肝肾阴虚**　注意力难集中；记忆力欠佳；好动不休息，急躁易怒；舌红少苔，脉细数。

2. **心肝火旺**　多动多语；冲动任性，急躁易怒；大便秘结；舌质红，脉弦。

3. **痰火内扰**　躁动心烦、夜卧不安；嬉笑无常；头昏头痛；舌质红，苔黄腻，脉滑数。

4. **心脾两虚**　神思涣散；记忆力差；多动但不暴躁；舌淡，脉细弱。

【辨证施护】

（一）生活起居

1. **培养生活习惯**　教导孩子培养好的生活习惯和生活规律，以此促进注意力集中。注意细节，及早养成，例如应自小培养孩子按时睡觉起床的规律，以及吃饭时不看电视的习惯等。

2. **调节家庭气氛**　改善家庭环境，营造良好气氛，促进家庭关系和谐，否则不良的家庭因素容易引起宝宝过度紧张、亢奋、身心不宁等。

3. **积极参加活动**　家长平时可带宝宝多参加些活动，既可以强身健体，又可以充分利用空闲时间，还可以让宝宝释放过剩的精力。

> **感觉统合**　是指通过感官从环境中获得不同感觉通路，（视觉、听觉、味觉、嗅觉、触觉、前庭觉和本体觉）的信息输入大脑，大脑对输入信息进行加工整理，并作出反应

4. **细心照顾儿童**　避免因感冒、发热、精神紧张等情况引起多动症状加重。

5. **感觉统合训练**　最简单的方式包括跳绳、打球、游泳等。这些运动简便易于操作，而且训练效果也很不错，如果家庭经济条件允许，也可以让少儿参加专业的感觉统合能力训练（图3-6-8）。

6. **避免不良因素**　注意防止脑外伤、中毒及中枢神经系统感染。

7. **随时加强管理**　防止儿童出现攻击性、破坏性或危险性行为。

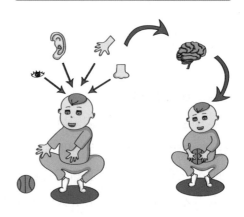

图3-6-8　感觉统合训练

（二）情志调适

1. **给予适当鼓励**　慢慢改正宝宝多动的行为举止，逐渐提高宝宝做事的专心程度以及学习的专注能力，多给予宝宝赞扬与激励。

2. **正确对待孩子**　关心体谅患儿，注意改善和孩子的关系，不苛求，不歧视，帮助他们建立自信心（图3-6-9）。

3. **接触周围伙伴**　让多动症儿童多与小

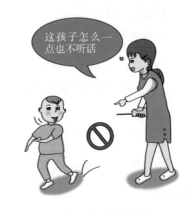

图3-6-9　为患儿寻找榜样建立自信

朋友接触，为儿童提供社会化的环境，促进其人际关系的发展。

4. 适当心理疏导 必要时根据年龄与性别开展一些简单的活动，转移其病理体验及病态行为。

（三）饮食调养

1. 饮食调护

（1）保证患儿合理营养，避免食用具有兴奋性和刺激性的食物和饮料。

（2）适当补充铁剂，如进食肉类和动物肝脏，增加铁和其他各营养素的摄入，会有助于减轻患儿的多动症状（图3-6-10）。

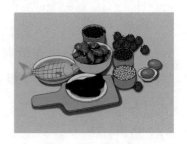

图3-6-10 含铁丰富的食物

（3）多动症儿童应避免使用含铅食器，不吃受铅污染的食物和含铅量高的食物。

（4）饮食应注意多吃富含蛋白质和卵磷脂食物，改善多动症患儿大脑的神经传递信息，从而缓解多动症状。

2. 常用食疗方

（1）黑豆珍珠煲乌龟

食材：50g珍珠母，50g黑豆，乌龟一只（图3-6-11）。

做法：1）将黑豆放在锅中炒熟，并且将珍珠母弄碎放置在纱布里。

2）将乌龟杀好并清理干净，去除内脏，然后切成块状，并用热水烫一下。

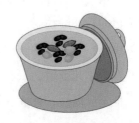

图3-6-11 黑豆珍珠煲乌龟

3）取锅，将上述三食材加水煲煮。

（2）甘麦大枣核桃煲猪心

食材：无核红枣10g，核桃肉30g，浮小麦60g，甘草3g，猪心一颗（图3-6-12）。

做法：1）将猪心洗净，切开除去凝血。

2）加所有食材一并放入锅中煲煮。

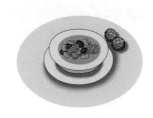

图3-6-12 甘麦大枣核桃煲猪心

【中医护理技术】

推拿疗法　可为小儿实施推脾经，运内八卦，推三关，揉涌泉等手法。

（1）推脾经

1）位置：在拇指桡侧面。

2）目的：补血生肌，进饮食，化痰涎，助消化，止
泻痢。

3）操作：使患儿拇指微屈，操作者以拇指面，沿
患儿拇指桡侧缘向掌根直推（图3-6-13）。一般
100～300次。

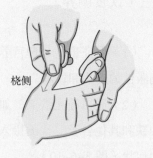

桡侧

图3-6-13　推脾经

（2）运内八卦

1）位置：掌心周围，通常以内劳宫为圆心，以内劳
宫至中指指根距离的2/3为半径所作之圆周围。

2）目的：帮助小儿理气化痰，宽胸利膈，行滞消食。

3）操作：以拇指螺纹面作运法，按照顺时针推运（见发热 图2-1-19）。

（3）推三关

1）位置：在前臂桡侧缘，自腕横纹至肘横纹成一直线。

2）目的：补虚扶弱，助气和血，培补元气，温阳散寒。

3）操作：令小儿掌侧位，掌心向内。左手托住小儿尺侧腕关节，示、中二指并拢
直托小儿前臂，以右手拇指或并拢的示、中二指指面在前臂桡侧，由腕横纹起
推至肘横纹，称推三关（见腹痛 图2-8-9）。推100～300次。

（4）揉涌泉

1）位置：在脚掌心前1/3与后2/3交界处的凹陷中。

2）目的：滋阴退热，去除烦躁不安。

3）操作：以拇指指腹着力，在涌泉穴上揉30～50次（见病毒性心肌炎 图2-7-11）。

（孙晓婷）

第七节 缺铁性贫血

缺铁性贫血是我国目前重点防治的小儿时期常见疾病之一，主要是由于从食物中摄取的铁不能满足生理需要，体内贮铁减少，导致血红蛋白合成减少。本病可发生于任何年龄，尤以出生后6个月至3岁最为多见（图3-7-1）。

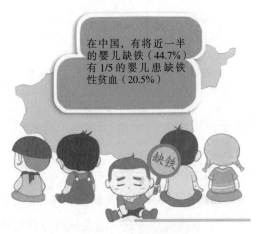

在中国，有将近一半的婴儿缺铁（44.7%）有1/5的婴儿患缺铁性贫血（20.5%）

缺铁

图 3-7-1 小儿缺铁性贫血

【概论】

缺铁性贫血是小儿时期最常见的贫血，多数起病缓慢，不能确定其发病时间。轻者可无自觉症状，中度以上者可出现不同程度的症状。患儿一般以皮肤、黏膜苍白（图3-7-2）为突出表现，可出现心跳过快、呼吸加速、食欲不振、恶心、腹胀、精神不振、注意力不集中、情绪易激动等症状（图3-7-3）。病程较长的患儿还可出现易疲倦、毛发干枯、营养低下、体格发育迟缓等。其严重程度主要取决于发病的程度（图3-7-4）及发生、发展的速度。可见，缺铁性贫血不仅会影响儿童的生长发育，严重者还影响其行为、智力以及对疾病的抵抗力。

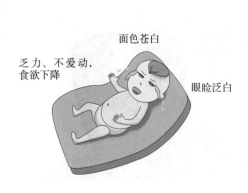

面色苍白

乏力、不爱动，食欲下降

眼睑泛白

图 3-7-2 贫血儿童皮肤苍白

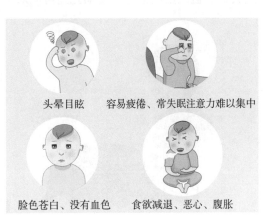

头晕目眩

容易疲倦、常失眠注意力难以集中

脸色苍白、没有血色

食欲减退、恶心、腹胀

图 3-7-3 贫血儿童的常见症状

表 3-7-1　缺铁性贫血的诊断依据

缺铁性贫血诊断依据	
年龄	血红蛋白 /（g/L）
6 个月至 59 个月儿童	110
5 至 11 岁儿童	115
12 至 14 岁儿童	120
15 岁以上非孕妇女性	120
孕妇	110
15 岁以上男子	130

【西医对本病的认识】

西医认为导致婴幼儿缺铁性贫血的原因主要由四个方面引起：

1. 先天储铁不足　胎儿从母体获得的铁不足或孕母严重缺铁导致胎儿体内铁的储存减少（图 3-7-4）。

2. 需铁量增加而铁摄入不足　这是导致本病发生的主要原因，婴儿生长发育迅速，对铁的需求量增加，若不及时补充蛋类、肉类等含铁量较高的辅食，极易造成缺铁（图 3-7-5）。

3. 铁吸收障碍　常见于多种原因造成的胃肠道功能紊乱，如长期不明原因腹泻、慢性肠炎、食物搭配不合理等均可因铁吸收障碍而发生疾病。

4. 铁丢失过多　慢性长期铁丢失而得不到纠正则造成缺铁性贫血，如慢性胃肠道失血、血红蛋白尿等，婴幼儿还可因对牛奶过敏而导致肠出血。

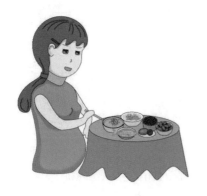

图 3-7-4　孕妇补铁

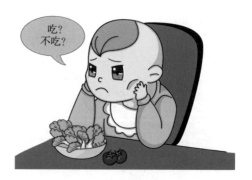

图 3-7-5　宝宝铁摄入不足

【中医对本病的认识】

（一）病因病机

中医学认为，小儿时期脏腑娇嫩，功能未臻完善，若先天禀赋虚弱，胎儿精髓不足，则气血亏虚；若后天喂养失宜，或饮食偏嗜，或病后失调，或因肠内寄生虫耗损气血，均可使脾胃损伤，造成气血不足。因此，本病的主要病变部位在脾胃，且可涉及心肝肾。

（二）辨证分型

缺铁性贫血在中医范畴多以该三种证型体现，即心脾两虚、肝肾阴虚和脾肾阳虚。

1. 心脾两虚　面色苍白，头发稀黄易脱，头晕心悸，气短音低，夜眠不安，体倦乏力，注意力涣散，唇色淡，指甲淡白，或有头面及下肢水肿。舌质淡红，苔薄白，脉细弱。

2. 肝肾阴虚　头晕目眩，两目干涩，耳鸣盗汗，颧红潮热，面色苍白，腰膝酸软，毛发焦枯，指甲易脆，发育迟缓。舌淡，少苔或无苔，脉细数。

3. 脾肾阳虚　面色白，口唇黏膜苍白，食欲不振，肢倦乏力，形寒肢冷，大便溏薄，精神萎靡，发育迟缓，囟门迟闭，方颅发稀。舌淡，舌体胖嫩，苔白，脉沉细无力。

【辨证施护】

（一）生活起居

1. 规律生活作息　生活要有规律，保证足够睡眠。

2. 合理安排活动　根据患儿耐受程度制定活动类型、强度和持续时间（图3-7-6）。重度贫血要卧床休息，轻、中度贫血可适量活动，以不感到疲惫为宜。

3. 避免发生感染　缺铁性贫血患儿抵抗力弱，易反复感染，要注意气候变化，随气温增减衣被。

4. 早期监测预防　定期进行体格测量，避免发生生长发育迟缓。如出现问题做到早发现、早治疗（图3-7-7）。

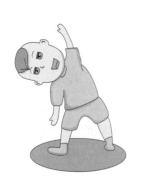 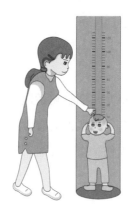

图 3-7-6　适当安排运动　　图 3-7-7　早期预防监测

（二）饮食调养

1. 饮食调护

（1）提倡母乳喂养：母乳中虽含铁不多，但吸收率较好，最好使用母乳喂养；如不能用母乳喂养时，采用强化铁配方奶喂养；如喂养鲜牛奶，必须进行加热处理，以减少因过敏而导致的肠出血。

（2）按时添加辅食：6个月起可为小儿添加含铁丰富的辅食或补充铁强化食品（图 3-7-8）。

（3）合理安排膳食：协助纠正偏食、挑食、素食等不良饮食习惯，注意营养均衡。宜多吃的食物如各种瘦肉、动物肝脏、动物血液、蛋黄等（图 3-7-9）。

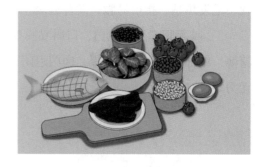

图 3-7-8　含铁丰富的食物

（4）正确搭配食物：维生素 C、果糖等可促进铁的吸收，可与铁剂或含铁食品同时进食；茶、咖啡、牛奶等可抑制铁的吸收，应避免与含铁食品同食。

2. 常用食疗方

（1）猪肚粥

食材：猪肚半个，红糯米 100g，黄酒、姜、葱等适量（图 3-7-10）。

做法：1）将猪肚、红糯米洗净，入锅。

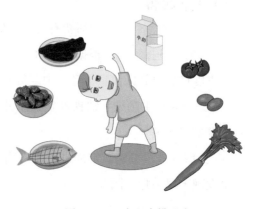

图 3-7-9　合理安排膳食

2）加水适量，用文火炖至熟烂。

3）加适量的葱、姜、盐等调味即可。

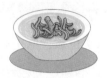

图 3-7-10 猪肚粥

（2）芝麻核桃糊

食材：芝麻、核桃各 30g，糖少许（图 3-7-11）。

做法：1）将芝麻、核桃放在炒锅中炒熟，研成粉末。

2）再将研好的粉末加开水 200ml，调成糊状，加糖少许食用。

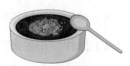

图 3-7-11 芝麻核桃糊

（3）参枣茶

食材：党参、红枣各 10g（图 3-7-12）。

做法：1）把党参、红枣洗净，入锅。

2）加水适量，置火上熬取汁，代茶饮。

（4）归参鳝鱼羹

食材：鳝鱼 200g，当归、党参各 15g，生葱、生姜各 5g，细盐适量（图 3-7-13）。

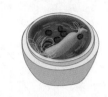

图 3-7-12 参枣茶

做法：1）将鳝鱼洗净切成丝，当归、党参切成薄片，用纱布袋装好，姜、葱洗净后切碎。

2）将鳝鱼、药袋、姜、葱放入砂锅内，武火烧沸后用文火熬至鱼肉熟透，加入盐、味精即可。

3）趁热空腹喝鱼汤，每日 1 次，连食 3～5 日。

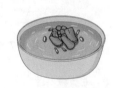

图 3-7-13 归参鳝鱼羹

【中医护理技术】

1. 推拿疗法

（1）**位置：** 神门（见夜啼 图 3-5-21）、肾俞（图 3-7-14）和足三里（见病毒性心肌炎 图 2-7-9）。

（2）**目的：** 补益肾精，健脾养心。

（3）**操作：** 用手指掐揉神门、肾俞，反复操作 5 分钟；再用手指点揉足三里，反复点揉 3 分钟。

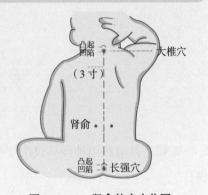

图 3-7-14 肾俞特定穴位图

2. 贴敷疗法

（1）**位置：** 取中脘（见呕吐 图 2-4-11）、血海（图 3-7-15）和双侧脾俞、胃俞、肝俞（图 3-7-16）、足三里（见病毒性心肌炎 图 2-7-9）。

（2）**方药：** 取人参（以红参为佳）15g，补骨脂、当归、红花各 10g，附子、干姜、血竭各 6g，共研为细末，装瓶备用。

（3）**目的：** 健脾补肾，益气养血。

（4）**操作：** 用生理盐水将药末调成膏状，取适量置于穴位并用胶布固定。每 3 日换药 1 次，连续 5～10 次。

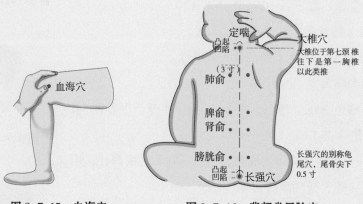

图 3-7-15 **血海穴**　　　　　图 3-7-16 **背部常用腧穴**

3. 捏脊疗法

（1）**位置：** 背部正中，从大椎至长强穴成一直线（见发热 图 2-1-22）。

（2）**目的：** 调理脏腑功能，补虚扶正。

（3）**操作：** 以推法和捏法，施术于患者脊背督脉及两侧膀胱经，每日 1 次，疗程 1个月。

（孙晓婷）

第八节　痫病

　　癫痫是目前我国神经科仅次于头痛的第二大常见病，每年 6 月 28 日为"世界癫痫日"。

【概论】

癫痫，俗称"羊癫疯""抽风"等。是以突然扑倒，昏不知人，口吐涎沫，两目上视，抽搐，喉中发出猪羊般的叫声，片刻即醒，醒后如常的一种发作性疾病。我国癫痫发病率约为7‰，好发于4~5岁以上，男多于女（图3-8-1）。小儿癫痫具有多样性、短时性、易诱发性和周期性等特点。

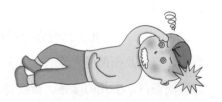

图3-8-1 癫痫患者意识丧失

预防小儿癫痫很重要，癫痫是常见疾病中的一种，生活中小儿癫痫患者越来越多。当患儿一旦出现高热时，预防小儿癫痫一定要积极就医治疗，采取降温措施。保证避免更加严重的情况发生。当患儿体温超过38℃时，常易引起热性惊厥，诱使癫痫发作。而肠道感染、吐泻会使患儿体液大量丢失，水、电解质平衡紊乱，诱发癫痫，所以预防小儿癫痫很重要。日常生活中，癫痫患儿的饮食起居需要家长更详细的照料，尽量避免一切诱发癫痫病发作的因素，特别是减少各种感染引起的发热。

【中医对本病的认识】

（一）病因病机

小儿癫痫以痰气交阻，神机不运为发病机制。癫痫发作时患儿突然扑倒，昏迷，神志不清，不识人，属心脑被蒙，神机暂时停滞。喉间痰鸣，呕吐涎沫，口中猪羊般叫声，属痰涎蒙蔽清窍。移时苏醒，醒后一如常人，说明痰气相离，心脑神机恢复。痰浊可因胎禀、外伤、脾虚而生，痰浊胶固难化为病根；气机逆乱多因情绪激动、外感、饮食、运动失调等所导致。发作时，痰裹气，气夹痰，痰气交阻，蒙蔽心脑，神机不运，发为癫痫。

（二）辨证分型

可以帮助家长，除了注意观察肌肉突然强直，意识丧失，两眼上翻，口吐白沫外，还需要观察其他不适表现，了解癫痫原因，并根据原因来选择正确的养护方法。

中医一般把癫痫分为惊痫、痰痫、风痫、瘀血痫、虚痫五种类型。

1. 惊痫 患儿因突然受到惊吓而发作，常表现惊叫、惊恐。观察舌苔，会看到舌色无明显变化，舌淡、苔白，小儿的脉乍大乍小，指纹青紫。

2. 痰痫 患儿发作时昏迷不认识人，咽喉间痰鸣声较重，喉中发出声音如猪羊般叫声，双眼睁得很大，目光直视。观察舌苔，会看到舌苔白腻，小儿的脉滑，指纹滞等特征。

3. **风痫**　患儿发作时常突然扑倒，意识不清，颈项及全身挺直僵硬，四肢抽搐有力，口唇及面部颜色发青。观察舌苔，会看到舌淡苔白，小儿的脉弦，指纹青。

4. **瘀血痫**　一般病程较长，小儿常有颅脑外伤或产伤史等。偶有头痛，疼痛的部位固定，面色表现出青紫色。观察舌色，会看到舌有瘀斑，小儿的脉涩，指纹滞。

5. **虚痫**　反复发病长年不愈，小儿发作时四肢抽动无力，精神倦怠，感觉没有力气，面色淡白，缺少光泽，不想吃东西，没有食欲，大便不成形甚至呈水状。观察舌色，会看到舌淡，小儿的脉细涩（图3-8-2）。

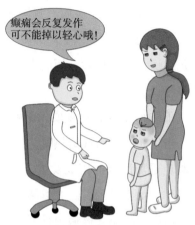

图 3-8-2　癫痫患者反复发作

【 生活起居 】

（一）早发现、早诊断、早治疗

应重视小儿反复无意识动作的判断和分析，可疑病例宜及早进行相关检查，明确诊断。

（二）避免诱发因素

给小儿营造良好环境，多心理沟通。

（三）控制发作诱因

如高热、惊吓、紧张、劳累、情绪激动等。尽量禁止玩电子游戏机和长时间看电视、操作电脑等。

（四）平时护理

嘱咐患儿不要到水边、火边玩耍，或持用剪刀锐器，以免发生意外。

（五）发作时护理

抽搐时，切勿强力制止，以免扭伤筋骨，应使患儿保持侧卧位，用纱布包着压舌板放在上下牙齿之间，使呼吸通畅，痰涎流出，避免咬伤舌头或发生窒息（图3-8-3，图3-8-4）。

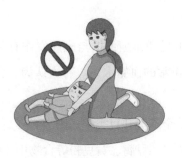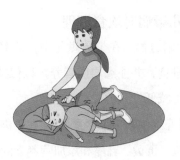

图 3-8-3　癫痫发作时的护理　　　图 3-8-4　癫痫发作时的护理

（六）发作后护理

抽搐发作后，往往疲乏昏睡，应保证患儿休息，避免噪声，不要急于呼叫，使其正气得以恢复。

（七）发作时用药

患儿癫痫发作时要及时用药，谨遵医嘱（图3-8-5）。

【饮食调护】

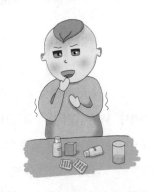

图 3-8-5　癫痫患者遵医嘱用药

（一）小儿癫痫时饮食原则

1. 不应该大量饮水　间脑是人体水液的调节中枢，大量的液体进入体内会加重间脑负担，刺激间脑引起癫痫发作。

2. 患儿忌高盐饮食　患儿如果在短时间内摄入过量的食盐，可能引起癫痫发作（图3-8-6）。

3. 不宜吃过碱食物　如海带、苋菜等能诱发癫痫。

4. 忌浓茶及刺激性食物　这些食物对中枢神经系统均有兴奋作用可诱发癫痫。

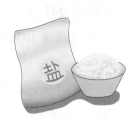

图 3-8-6　高盐饮食

5. 少吃温热肥腻食物　中医学认为，癫痫与痰、热等有关，因此不宜吃鹅肉、羊肉及油煎肥腻的食物，以免积痰生热而引动内风，使癫痫发作。

6. 不要让孩子过饥　过度饥饿可导致低血糖，易引起神经元异常放电，诱发癫痫发作。

（二）小儿癫痫时饮食调理

1. 定时进食　在少数患儿中，营养不足和血糖偏低与癫痫发作有关。因此，患儿应定时进食，并注意均衡营养，以保持正常的血糖水平。有人认为，食用混合色拉和生水果可减低发病的次数和程度。

2. 补充维生素　维生素 B_6 存在于肉、全谷类和豆类中（图 3-8-7）；维生素 D 则存在于海鱼、蛋黄、乳酪和添加营养素的牛奶、豆腐、黄豆粉等食物中（图 3-8-8）。

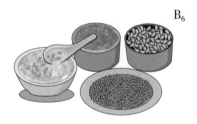
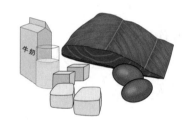

图 3-8-7　富含维生素 B_6 的食物　　　　图 3-8-8　富含维生素 D 的食物

3. 补充微量元素　镁大量存在于全麦面包、小米、无花果、肉、鱼、坚果和豆类中；锌存在于肉、家畜内脏、麦芽、坚果、蟹和扁豆中；钙主要存在于牛奶和乳制品中；锰的主要来源有米饭、全麦面包、麦芽、荞麦、坚果等。

4. 宜进食酸性食物　酸性食物能抑制癫痫的发作。因此，原发性癫痫患儿宜多吃酸性食物，如花生、核桃、猪肉、牛肉、鸡、鸭、鱼、虾、蛋类等。

（三）药膳食疗方

1. 将黄瓜藤 100g 洗净切断，放入砂锅中，加水煮沸，改小火煮 1 小时即成，分2 次服。

2. 猪心 1 个，鲜地榆 30g，一起放入锅内，小火煮烂，去地榆，吃猪心饮汤，适量食服，久服可渐渐见效。

【中医护理技术】

（一）穴位贴敷

1. 位置

（1）风痫：以吴茱萸膏敷神阙穴（图 3-8-9）。

（2）痰痫：以吴茱萸膏敷脾俞穴（图 3-8-10）。

（3）惊痫：以吴茱萸膏敷肝俞穴（图 3-8-10）。

（4）如痰多加膻中穴（见病毒性心肌炎 图 2-7-7），夜晚多发加涌泉穴（见病毒性心肌炎 图 2-7-11），热重加大椎穴（图 3-8-11）。其他或者混合发作型以贴神阙穴为主，另外可选肝脾俞穴之一。

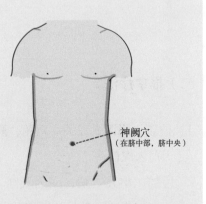

图 3-8-9 神阙穴定位

2. 目的 引起癫痫发作的原因之一是经络不通，而血瘀又是引起经络不通的主要原因之一。穴位贴敷可以起到活血化瘀的作用，可以改善全身微循环，使脑部供氧、供血得到改善，从而利于癫痫的控制。另外穴位贴敷具有平肝泻火，祛痰开窍的作用，对癫痫的患儿有很好的治疗效果。

3. 操作 将生吴茱萸研细末，加冰片少许，取生面粉适量，用凡士林调为膏状。

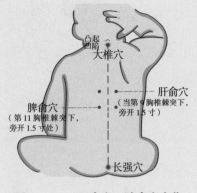

图 3-8-10 肝俞穴、脾俞穴定位

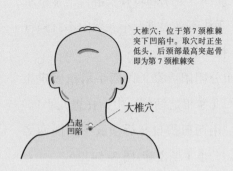

图 3-8-11 大椎穴定位

先将吴茱萸膏涂在穴位上，覆盖纱布块，外用胶布固定（图 3-8-12）。隔日 1 次，每次 12 小时（从晚 8 时至早晨 8 时为佳）。治疗 1 个月为 1 个疗程，共 12 ~ 16 个疗程。

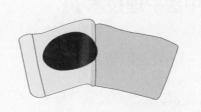

图 3-8-12　穴位贴

（二）推拿疗法

1. 位置　阴阳、三关、六腑、脾经、天门入虎口。

2. 目的　小儿之病，多因气血不和，故一切推法，必先从阴阳分起。推三关起到补气行气，使气血调和的功效，退六腑可以达到清热凉血息风的作用，对风痫的患儿有很好的作用。补脾土可以起到健脾化痰的作用，对于痰痫的患儿适用。推天门入虎口能够起到健脾，通气血的作用。

3. 操作　推拿环境宜安静，平常推拿手法不宜太重，小儿哭闹不宜强行推拿。

（1）分阴阳：家长以两手示指固定患儿掌根之两侧，中指托患儿手背，用两拇指自掌后横纹中间向两旁分推（见夜啼　图 3-5-12）。

（2）推三关：在前臂桡侧缘，自腕横纹至肘横纹成一直线。家长以拇指或示、中两指自下向上推（见腹痛　图 2-8-9）。

（3）退六腑：家长用拇指或示、中指腹自肘推向腕（见尿路感染　图 2-6-5）。

（4）推补脾土：在孩子的拇指偏桡侧指腹上，做顺时针旋推（图 3-8-13）。

（5）天门入虎口：用一手拇指和示、中指相对，分别拿住小儿的虎口和掌根部天门穴，另一手握住肘部，进行摇动（图 3-8-14）。

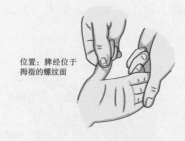

位置：脾经位于拇指的螺纹面

图 3-8-13　推补脾土

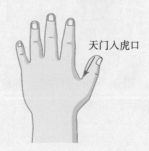

天门入虎口

图 3-8-14　天门入虎口

（郭　鹤）

第九节　遗尿

遗尿大多病程长，或反复发作，会严重影响患儿的身心健康与生长发育。

【概论】

小儿睡中小便自遗，醒后方觉的一种病症。重症病例白天睡眠中也会发生遗尿。多见于 10 岁以下的儿童，也可见于 10 岁以上的青少年（图 3-9-1）。

由于某些疾病，如尿道炎、膀胱炎或身体其他器官疾病等引起的遗尿则不属下文阐述范围。对于有原发病所引起的遗尿一定要积极治疗，改善患儿的全身状态，遗尿很快便能治愈。

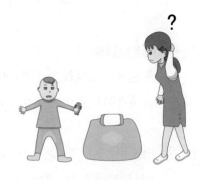

图 3-9-1　遗尿儿童

【辨证】

仔细观察患儿尿液的量、色、质以及其他伴随症状，了解遗尿的原因，并根据原因来选择正确的养护方法。

中医一般把遗尿分为肾气不固、脾肺气虚及肝经湿热三种类型。

（一）肾气不固

尿液颜色透明，清晰，量多或小便次数较多，面色淡白少光泽，腰膝酸软，畏寒脚凉，智力较同龄儿稍差（图3-9-2）。

（二）脾肺气虚

尿液量不多但次数频繁，面部无光泽，经常感到疲惫，没有力气，不想说话，食欲不振，经常拉肚子，经常出汗，易感冒（图 3-9-3）。

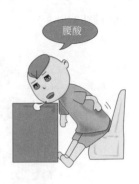

图 3-9-2　肾气不固证

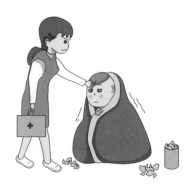
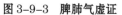
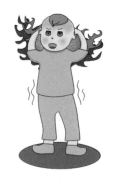

图 3-9-3　脾肺气虚证　　　　图 3-9-4　肝经湿热证

（三）肝经湿热

小便色黄，尿量较少，平日性情急躁，夜梦较多，手足心热，面赤唇红，口渴喜饮水，甚或目睛红赤（图 3-9-4）。

【生活起居】

1. 排尿习惯养成　自幼儿开始培养按时和睡前排尿的良好习惯，在夜间经常发生遗尿的时间前，及时唤醒排尿，坚持训练 1～2 周（图 3-9-5）。

2. 正确引导　对于遗尿患儿要耐心教育引导，切忌打骂、责罚，鼓励患儿消除怕羞和紧张情绪，建立自信心，应注意保密（图 3-9-6）。

3. 饮食有节　注意加强营养，食物宜多样化，蔬菜瓜果要丰富，每日晚饭后注意控制饮水量（图 3-9-7）。

4. 起居有常　及时更换尿湿的床铺，合理安排患儿的起居生活，勿过度疲劳，增减衣服时，要随气候的变化、冷热的不同而或增、或减。积极预防可能引起遗尿的诱因（图 3-9-8）。

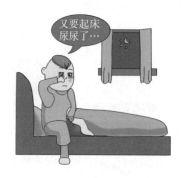
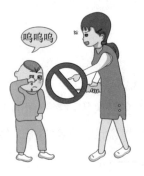

图 3-9-5　排尿习惯养成　　　　图 3-9-6　正确引导

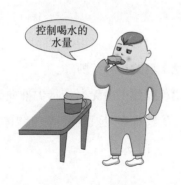
图 3-9-7 饮食有节

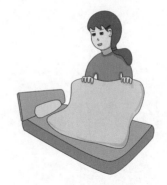
图 3-9-8 起居有常

【饮食调护】

1. **饮食原则** 饮食有节，控制饮水量。注意加强营养，食物宜多样化，蔬菜瓜果要丰富，每日晚饭后注意控制饮水量。

2. **常用食疗方**

（1）白胡椒蒸鸡蛋：将鸡蛋大头一端轻敲 1 小孔，放入白胡椒 5～7 粒，取原破片封住小孔，蒸熟。5 岁以下患儿每晚蒸吃 1 个，5 岁以上每晚蒸吃 2 个。

（2）狗肉煮黑豆：狗肉 3 两，黑豆 1 两，狗肉切小块，与黑豆加水同煮熟后，加入葱、姜、盐等调料，佐餐食用，隔日 1 次。

【中医护理技术】

（一）推拿疗法

> 1. 揉丹田、关元、气海，揉龟尾，按揉三阴交。肾气不固加补肾经；脾肺气虚加补脾经，补肺经；肝经湿热加清肝经。

1）位置（图 3-9-9、3-9-10）：

丹田位于小腹部，脐下 2 寸到 3 寸之间。

关元位于脐下 3 寸。

气海位于脐下 1.5 寸。

龟尾位于人体臀部的尾椎骨末端。

三阴交位于在小腿内侧，内踝尖上 3 寸，

胫骨内侧缘后际（见尿路感染 图 2-6-3）。

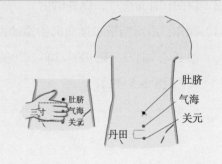
图 3-9-9 丹田、关元、气海定位与操作

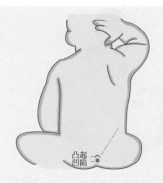

图 3-9-10　龟尾定位与操作

2）**目的：**补肾固本，温煦膀胱，温补
　　下元，调补肝、脾、肾三经气血。

3）**操作：**揉丹田、关元、气海，揉龟
　　尾，按揉三阴交，3～5 分钟。

2. 补肾经

1）**位置：**小指掌面，指根到指尖。

2）**目的：**补益肾气，固纳肾气。

3）**操作：**由小手指螺纹面的近心端推
　　向指尖，一般 100～500 次（见尿
　　路感染 图 2-6-6）。

3. 补脾经

1）**位置：**在拇指桡侧缘自指尖至指
　　根，线状穴。

2）**目的：**补益脾气，促进消化。

3）**操作：**由拇指指尖推向拇指螺纹面
　　的近心端，一般 100～500 次（见
　　腹泻 图 2-5-12）。

4. 补肺经

1）**位置：**无名指螺纹面。

2）**目的：**补益肺气。

3）**操作：**由无名指指尖推向无名指螺
　　纹面的近心端，一般 100～500 次
　　（图 3-9-11）。

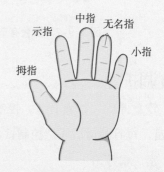

图 3-9-11　补肺经

5. 清肝火

1）**位置：**在示指的螺纹面。

2）**目的：**解除郁结，祛除烦躁。

3）**操作：**由示指螺纹面的近心端推向
　　指尖，即为清肝经，一般 100～500
　　次（图 3-9-12）。

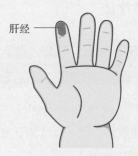

图 3-9-12　清肝火

（二）外治疗法

1. 洗足

1）**组成：**川断 30g，狗脊 30g，女贞子 30g，党参 20g，茯苓 20g，甘草 6g。

2）**目的：**温补脾肾，补中益气，固肾止遗。

3）**操作：**以上 6 味药加水煎煮，去渣，浸洗双足，每晚 1 次，每次 20 ~ 30 分钟（图 3-9-13）。

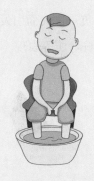

图 3-9-13　洗足

2. 敷脐疗法

1）**组成：**麻黄 3g，益智仁 1.5g，肉桂 1.5g，食醋适量。

2）**目的：**温脾，暖肾，缩尿。

3）**操作：**前 3 味共研细末，每次取药末 3g，用醋调的饼状，将药饼敷于脐部，然后用胶布固定，36 小时后取下，隔 12 小时再敷药，连用 3 次，然后每隔 1 周用药填脐 1 次，连续 2 次以巩固疗效。

（张　颖）

第十节　佝偻病

佝偻病是营养性维生素 D 缺乏性佝偻病的简称，是由于儿童体内维生素 D 不足导致钙和磷代谢紊乱的一种全身的、慢性的、营养性疾病，通常以骨骼的改变为多见，是小儿时期的常见病，也是目前我国儿童保健重点防治的四个疾病之一，因此 2 岁以下小儿是重点防护的对象。

【概论】

佝偻病往往在婴儿出生以后 3 ~ 4 个月发病，最早表现为精神神经症状，如烦躁不安、易激怒、夜啼（图 3-10-1）和多汗，在吃奶或哭闹时出汗尤甚，可浸湿枕头。

由于汗液的刺激，宝宝常摇头擦枕，以致枕部一圈头发脱落，也就是我们所说的枕秃（图3-10-2）。以后就是骨骼的改变，如方颅（图3-10-3）、前囟门大、出牙晚，到了10个月还没有出牙；胸部表现有肋骨串珠、鸡胸或漏斗胸等胸廓畸形；久坐或久站可因负重过大而引发下肢出现O形腿或X形腿（图3-10-4）；部分儿童还可见到背部脊柱弯曲等表现。

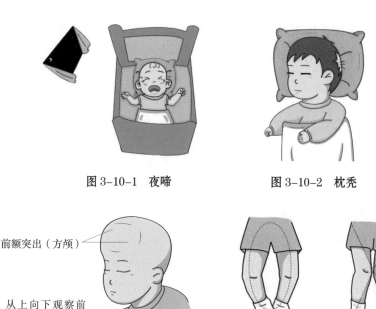

图3-10-1 夜啼　　　　　　　　图3-10-2 枕秃

前额突出（方颅）

从上向下观察前额突出（方颅）

图3-10-3 方颅　　　　　　图3-10-4 O形腿、X形腿

【西医对本病的认识】

西医认为本病是由于维生素D缺乏所导致的，其原因主要是摄入量不足，小儿饮食中一般含维生素D的量很少，人奶、牛奶和其他乳制品中维生素D的含量，都不能满足小儿正常生长发育的需要。维生素D是可以通过两个途径获取：一是食物中所含的维生素D，能够促进钙、磷的吸收，是组成骨骼的主要成分；另一个途径是阳光中的紫外线，它照射在皮肤后可被转化为维生素D，弥补了食物中维生素D的不足。小儿出生后，如若日光照射不足（图3-10-5），很少到户外活动会影响体内维生素D的合成；喂养不当，或没有及时添加辅食，会减少依靠食物摄取途径的维生素D的含量，

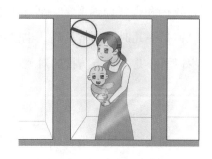

图3-10-5 你会晒太阳吗

不能满足小儿生长发育的营养需求。另外，疾病的影响也是不容忽视的，因为宝宝通过进食或晒太阳等获得的维生素 D 需要在体内进行加工才能发挥作用，若出现胃肠道或肝肾疾病则会严重影响其吸收，包括服用某些特殊药物也会对维生素 D 的合成起到破坏作用。

【中医对本病的认识】

（一）病因病机

从中医的角度看，本病的发生除小儿先天的禀赋不足外，主要归责于后天调养失宜，抑或其他影响因素，导致脾肾亏虚。若脾肾不足，不仅出现脾肾虚弱，还可影响其他脏腑，出现心肝火旺、肺卫不固等证候。肾关系到骨髓的生长，当病情较重，则肾虚髓亏，出现骨骼不坚硬、骨质疏松、骨骼发育迟缓、牙齿晚出、胸背变形、肢体弯曲，久而久之便会影响小儿的坐立、行走的功能，甚至导致抽搐。

（二）辨证分型

中医主要将佝偻病分为以下三种证型：即肺脾气虚、脾虚肝旺和肾精亏损。

1. **肺脾气虚**　脾虚气弱的小儿常表现为形体虚胖、疲乏无力、肌肉松弛，常常不愿进食，大便稀软。另外，头发稀少或容易脱落，甚至出现枕秃。肺虚则容易出汗，易反复感冒。舌苔颜色淡，苔薄白；指纹淡、触及脉搏的表现为细弱无力。

2. **脾虚肝旺**　脾虚仍旧表现为多汗、四肢乏力、头发稀少。肝脏得不到濡养，小儿会在晚上哭闹不止，容易受到惊吓，甚至是抽搐。精神疲乏，坐立、行走都会感到无力。此证型的舌苔颜色淡，苔薄，指纹淡，脉搏细弱无力。

3. **肾精亏损**　肾关系着骨髓的生长，当肾气亏损时，小儿可表现为头颅方大，呈现鸡胸或漏斗胸，双腿弯曲等骨骼畸形，包括牙齿、囟门等骨骼也会发育迟缓。其舌苔表现为色淡、苔少；脉搏弱而无力。

【辨证施护】

（一）生活起居

1. 室内应适当通风，保持空气新鲜，温湿度适宜，阳光充足，避免发生感染。

2. 小儿出生后经常要到户外进行日光浴，以增强体质（图 3-10-6）；自 2 个月起每天晒太阳的时间要在 1 小时以上。

3. 衣着要宽松，不可紧束而妨碍气血流通，影响骨骼生长发育或造成骨骼畸形。

4. 合理安排体格锻炼，避免因过早、过久站立或行走而导致的骨骼畸形，必要时可指导家长借助矫形器具进行康复训练。

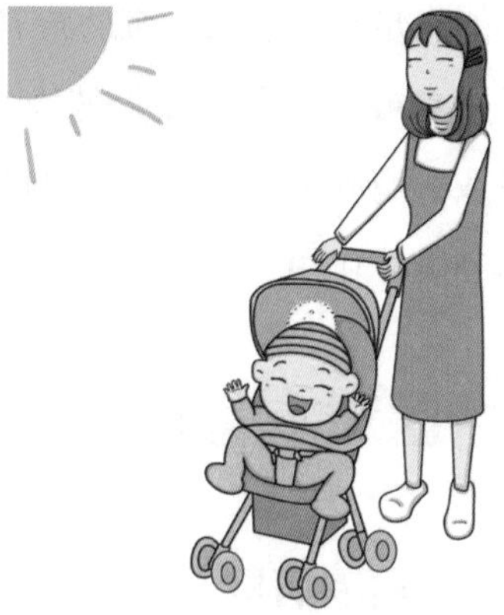

（二）饮食调养

1. 饮食调护

（1）鼓励母乳喂养，以保证小儿生长发育中所需的营养物质。

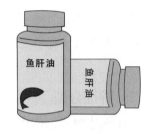

图 3-10-6　晒太阳的宝宝

（2）按时添加辅食，如蛋黄、猪肝、豆制品和蔬菜等，以增加婴儿维生素 D 的摄入量。

（3）小儿出生 2 周后，及时给予鱼肝油等维生素 D 进行早期预防（图 3-10-7）。

（4）适当补充钙剂，主张从膳食的牛奶、配方奶和豆制品中补充钙和磷，促进维生素 D 的吸收。

图 3-10-7　维生素 D 的早期预防

2. 常用食疗方

（1）栗子饼

原料：生板栗 1000g，白糖 500g。

做法：1）先将板栗加水煮 30 分钟，待凉后剥去外壳，放入碗内蒸 40 分钟，趁热将板栗压碎研成泥。

2）加入白糖调匀，把栗子泥做成饼状，待凉后即可食用。可作为点心经常食用。

功效：补肾填精，强健筋骨。

（2）胎盘鱼骨粉

原料：胎盘粉 5g，醋炒鱼骨 25g，炒鸡蛋壳 10g，白糖 15g。

做法：一起研成细末，装瓶备用。每次 0.5g，每日 3 次，经常服用。

功效：补血益肾。

（3）蛋皮鸡肝粥

组成：鸡肝 50g，鸡蛋 1 只，粳米 100g，精盐适量。

做法：1）鸡肝洗净，剁泥，加香油适量热炒。

2）鸡蛋 1 只去壳打匀，锅内放油少许煎成蛋皮，切碎。

3）粳米洗净，入锅加水适量，煮粥至将熟。

4）调入鸡肝、蛋皮、盐至粥稠即可。每日 3 次，温服。

功效：补肝益脾。

（三）中医护理技术

1. 按摩腹部

（1）**位置：**腹部。

（2）**目的：**帮助小儿改善脾胃功能，起到促进消化吸收的作用。

（3）**操作：**操作者用手掌掌面或示指、中指、无名指的指面附着于小儿腹部，以腕关节连同前臂反复做环形有节律的移动，每次 1~3 分钟（见呕吐 图2-4-9）。

2. 捏脊

（1）**位置：**背部正中，从大椎至长强穴成一直线（见发热 图2-1-22）。

（2）**目的：**主要通过该手法健脾胃，促进小儿胃肠道消化，防止出现消化不良；另外还可以发挥通经络的效用，促进循环。

（3）**操作：**操作者用双手的中指、无名指和小指握成空拳状，示指半屈，拇指伸直并对准示指的前半段。从长强穴开始，操作用双手示指与拇指合作，在示指向前轻推患儿皮肤的基础上与拇指一起将长强穴的皮肤捏拿起来，然后沿督脉两侧，自下而上，左右两手交替合作，按照推、捏、捻、放、提的前后顺序，自长强穴向前捏拿至脊背上端的大椎穴捏一遍，如此循环。

3. 穴位按揉

（1）**位置：**取足三里穴，在小腿前外侧，当犊鼻下3寸，距胫骨前缘1横指处（见病毒性心肌炎 图2-7-9）。

（2）**目的：**帮助小儿提高脾胃功能，从而增强体质，强健筋骨。

（3）**操作：**操作者用拇指端按揉，每次 1~3 分钟。

（孙晓婷）

第十一节　五迟五软

【概论】

　　五迟是指立迟、行迟、语迟、发迟、齿迟；五软是指头项软、口软、手软、足软、肌肉软，均属于小儿生长发育障碍病证（图3-11-1）。

　　小儿2~3岁还不能站立、行走为立迟、行迟；初生无发或少发，随年龄增长头发仍稀疏难长为发迟；牙齿届时未出或出之甚少为齿迟；1~2岁还不会说话为语迟。小儿周岁前后头项软弱下垂为头项软；咀嚼无力，时流清涎为口软；手臂不能握举为手软；2~3岁还不能站立、行走为足软；肌肉松软无力为肌肉软。五迟以发育迟缓为特征，五软以痿软无力为主症，两者既可单独出现，也常互为并见。多数患儿由先天禀赋不足所致，证情较重，预后不良；少数由后天因素引起者，若症状较轻，治疗及时，也可康复。

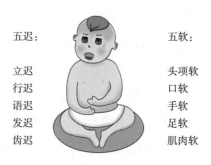

五迟：　　　　　　　　　　五软：

立迟　　　　　　　　　　头项软
行迟　　　　　　　　　　口软
语迟　　　　　　　　　　手软
发迟　　　　　　　　　　足软
齿迟　　　　　　　　　　肌肉软

图 3-11-1　五迟五软

【辨证】

　　中医一般把五迟五软分为肝肾亏损、心脾两虚两种类型。

（一）肝肾亏损

　　筋骨痿弱，发育迟缓，坐起、站立、行走、生齿等明显迟于正常同龄小儿，甚则四五岁后尚不能行走，头项痿软（图3-11-2）。

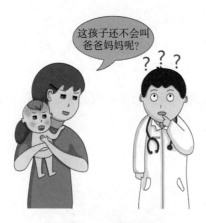

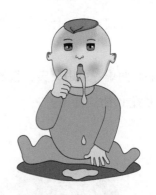

图 3-11-2　肝肾亏损　　　　　图 3-11-3　心脾两虚

（二）心脾两虚

　　语言迟钝，精神呆滞，智力低下，头发生长迟缓，发稀萎黄，四肢痿软，肌肉松弛，口角流涎，咀嚼吮吸无力，饮食欠佳，饮食不易消化，大便多秘结（图 3-11-3）。

【生活起居】

　　1. 环境适宜　保障室内空气清新流通，安静、舒适、温暖，阳光充足。

　　2. 饮食有节　喂养小儿贵在有时有节，注意饮食的多样性，营养丰富，易消化，注意补充维生素及钙、锌。

　　3. 起居有常　合理安排患儿的起居生活，应有专人进行守护，注意安全，防止跌仆、烫伤等意外发生，做好功能性锻炼、语言训练、智力训练，用推拿法按摩痿软肢体，防止肌肉萎缩。

　　4. 夜卧有时　提供良好的睡眠环境，保障充足的睡眠时间（图 3-11-4）。

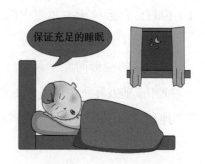

图 3-11-4　夜卧有时

【饮食调护】

　　1. 饮食原则　加强营养，科学调养。注意饮食的多样性，营养丰富，易消化，注意补充维生素及钙、锌。

2. 常用食疗方

（1）肝肾亏损：常饮骨头汤，多食桂圆、大枣、莲子、黄芪、党参、山药等（图3-11-5）。

（2）心脾两虚：可用芡实、薏米、山药、煲瘦肉汤；或芡实、薏米、瘦肉煮粥服用，少量多餐（图3-11-6）。

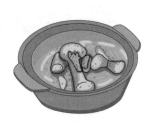 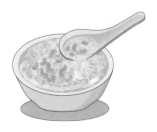

图 3-11-5　肝肾亏损饮食调养　　图 3-11-6　心脾两虚饮食调养

【中医护理技术】

按摩痿软肢体，防止肌肉萎缩。

（一）推拿疗法

1. 于百会、四神聪、囟门摩法操作

1）**位置：** 百会位于头顶正中线与两耳尖连线的交叉处；囟门位于百会穴前凹陷的菱形间隙（百会穴前三寸正中或前发际正中点直上2寸）；四神聪在百会前、后、左、右各开1寸处，因共有四穴。

2）**目的：** 具有健脑益智的作用。

3）**操作：** 以全手掌轻摩（仅与皮肤表面发生摩擦，不宜带动皮下组织），百会、四神聪、囟门，2~3分钟，由轻到重，交替进行（图3-11-7）。

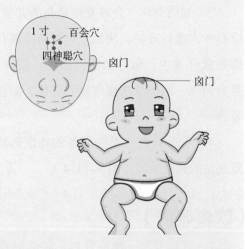

图 3-11-7　百会、四神聪、囟门摩法操作

2. 运土入水与运水入土

1）**位置：**位于手指的大拇指与小拇指。

2）**目的：**调节脾脏与肾脏，增强体质。

3）**操作：**用运法由小儿大拇指指腹部起，沿手掌的掌根和尺侧部，至小指指腹，为运土入水。用运法由小儿小指指腹部起，沿手掌的尺侧和掌根部，至大拇指指腹，为运水入水土（图3-11-8）。

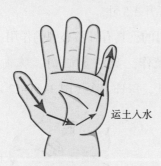
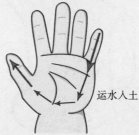

图 3-11-8 运土入水与运水入土

3. 捏脊操作

1）**位置：**背部正中，从大椎至长强穴成一直线。

2）**目的：**疏通经络，调整阴阳，促进气血运行。

3）**操作：**用拇指指腹与示指、中指指腹对合，挟持肌肤，拇指在后，示指、中指在前。然后示指、中指向后捻动，拇指向前推动，边捏边向项枕部推移。两手沿脊柱两旁，由下而上连续地挟提肌肤，边捏边向前推进，自尾骶部开始，一直捏到项枕部为止（一般捏到大椎穴），重复3~5遍（见发热 图2-1-22）。

4. 按揉足三里与阳陵泉

1）**位置：**足三里位于小腿前外侧、外膝眼下3寸、胫骨外侧约一横指处（见病毒性心肌炎 图2-7-9）；阳陵泉在小腿外侧，当腓骨头前下方凹陷处（图3-11-9）。

2）**目的：**具有强筋壮骨的作用。

3）**操作：**按揉足三里与阳陵泉，2~3分钟。

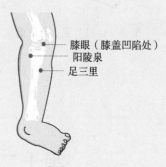

膝眼（膝盖凹陷处）
阳陵泉
足三里

图 3-11-9 阳陵泉位置与操作

（二）艾灸疗法

1．肝肾亏损证

1）**位置：** 关元在下腹部，前正中线上，当脐中下3寸（图3-11-10）；足三里在小腿外侧，外膝眼下3寸（图3-11-11）。

2）**目的：** 具有强筋壮骨的作用。

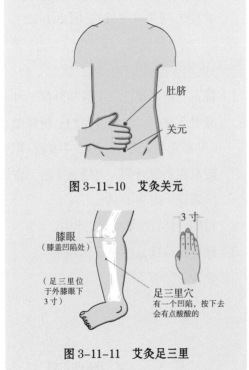

图3-11-10　艾灸关元

图3-11-11　艾灸足三里

3）**操作：** 灸法灸关元、足三里，各3壮，每日1次。

2．心脾两虚证

1）**位置：** 心俞在背部，第5胸椎棘突下，旁开1.5寸。

脾俞在背部，当第11胸椎棘突下，旁开1.5寸。

2）**目的：** 具有补益心脾的作用。

3）**操作：** 灸法灸心俞、脾俞，各3壮，每日1次（图3-11-12）。

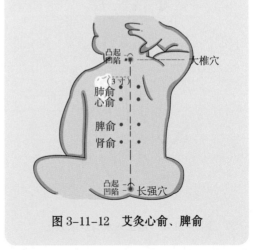

图3-11-12　艾灸心俞、脾俞

（张　颖）

第十二节　过敏性紫癜

紫癜亦称紫斑（图3-12-1），以血液溢于皮肤、黏膜之下，出现瘀点瘀斑为其临床特征，本病属血证范畴，包括过敏性紫癜和血小板减少性紫癜。

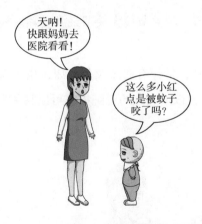

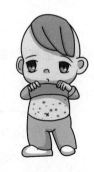

图 3-12-1　紫癜　　　　　　　图 3-12-2　过敏性紫癜

　　过敏性紫癜（图 3-12-2）是儿童时期一种常见的血管过敏性和出血性疾病。是由于身体自身免疫缺陷，易对某些物质发生过敏，导致了毛细血管脆性增加，而引起广泛的出血性小血管炎症。部分儿童的表现以皮肤紫癜和黏膜出血为主，此为单纯型；也会有儿童伴有关节痛、腹痛和不同程度的肾损害，此为复杂型。该病的发病年龄多为 3~14 岁，尤以学龄期儿童最为多见，且男多于女，一年四季均可发病，以春秋季多见，近年发病率有增高趋势。

【概论】

　　过敏性紫癜依据其临床表现可分为皮肤型和关节型、腹型和肾型，其中以皮肤型占多数。

　　本病的发病多以皮肤紫癜为首发症状，皮损表现为瘀点、瘀斑或荨麻疹样皮疹或粉红色斑丘疹，按压不褪色。一般 1~2 周内可消退，不留痕迹。皮疹呈对称分布，好发于四肢伸侧，尤其是双下肢、踝关节周围和臀部这样的负重部位（图 3-12-3）。

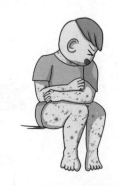

图 3-12-3　皮肤型紫癜

　　腹型紫癜多表现为阵发性剧烈腹痛，常位于脐周和下腹部，可有压痛，少见反跳痛，部分可有血便，甚至呕血（图 3-12-4）。如果腹痛在皮肤症状之前出现，易误诊为外科急腹症，甚至误行手术治疗。

　　关节型紫癜患儿可长达 14 天无皮疹，只表现为关节肿胀、疼痛或关节炎，可同时伴有活动受限

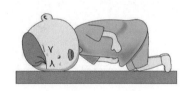

图 3-12-4　腹型紫癜

（图 3-12-5）。以单个关节为主，膝关节、踝关节等大关节最常受累。病变常为一过性，多在数日内消失而不留关节畸形。

肾脏的损害多于紫癜后 2~4 周出现，常伴有血尿及蛋白尿，也可有血压增高或水肿。病情轻重不等，也称紫癜肾，半数以上患儿的肾脏损害可以临床自行痊愈。

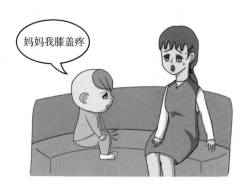

图 3-12-5　关节型紫癜

【西医对本病的认识】

从西医的角度看，过敏性紫癜的病因非常复杂，目前还不是非常确切，但与细菌、病毒、食物和药物、花粉、虫咬及疫苗接种、寒冷等因素有密切关系，恶性肿瘤和自身免疫性疾病亦可为发病原因，尤其是过敏体质的儿童须特别注意（图 3-12-6）。

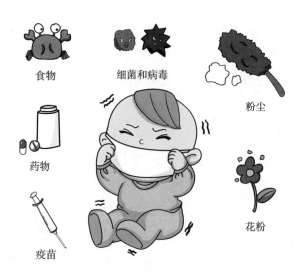

图 3-12-6　远离变应原

【中医对本病的认识】

中医学对本病病因的阐述则多与感受外邪、饮食失节、瘀血阻滞和久病导致气血亏虚有关。与心、脾、肺有密切联系，也可涉及肝、肾。

（一）辨证分型

中医主要将过敏性紫癜分为六种证型，即风热伤络、血热妄行、湿热痹阻、胃肠积热、气不摄血、阴虚火旺。

1. 风热伤络　起病较急，伴有发热，微恶风寒，咳嗽、咽红，皮肤紫癜颜色鲜红，呈丘疹或红斑，下肢与臀部为多，大小不等，高出皮面，伴有瘙痒。舌质红，苔薄黄，脉浮数。

2. 血热妄行　起病急骤，皮肤紫癜密集或成片，斑色鲜红，心烦口渴，发热面赤，或有大便秘结。可伴鼻衄、齿衄、便血、尿血。舌质红，苔黄燥，脉弦数。

3. 湿热痹阻　紫癜多见于关节周围，关节肿胀、灼痛。舌质暗紫，苔黄腻，脉滑数或弦数。

4. 胃肠积热　瘀斑遍布，腹痛阵阵发作，口臭、纳差，腹胀便秘。舌质红，苔黄或黄腻，脉滑数。

5. 气不摄血　病程较长，紫癜反复发作，隐约散在，色泽淡紫，神疲倦怠、面白少华，食少纳差。舌质淡，苔薄白，脉细无力。

6. 阴虚火旺　紫癜时隐时现，腰背酸软，五心烦热，潮热盗汗。舌质红，苔少，脉细数。

【生活起居】

1. 合理安排休息　急性期应注意卧床休息，限制患儿活动。

2. 保持皮肤清洁　防止小儿抓伤、擦伤，如有破溃及时处理，防止出血和感染。

3. 做好生活护理　患儿衣着应宽松、柔软（图3-12-7），保持清洁、干燥。

4. 远离诱发因素　避免接触可能的各种致敏原，不吃容易引起过敏的饮食及药物。

5. 适当体格锻炼　积极参加体育活动，增

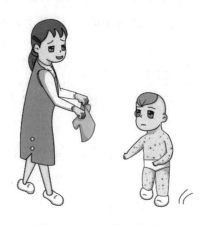

图3-12-7　衣着宽松柔软

强体质，提高抗病能力。

6. **密切观察病情** 观察皮肤的形态和功能，注意有无关节痛、腹痛或其他症状出现。

【饮食调养】

1. 饮食调护

（1）合理安排进食：饮食宜清淡，富于营养，易于消化；忌生冷、油腻、辛辣等刺激食物。

（2）饮食规律有节：切忌暴饮暴食，过饱饮食。若有腹部症状，一般建议流质甚至禁食。

（3）避免致敏饮食：明确儿童的食物变应原，如牛羊肉、海鲜等不宜实用。

（4）正确饮食搭配：少食粗粮，有腹痛、便血时饮食应精加工，尽量少用粗食或粗纤维多的食物避免损伤胃黏膜。高维生素食品以及含维生素 C 的食物对于维持血管正常功能有很大的作用，对于病情的恢复也是很有益处的。

2. 常用食疗方

（1）兔肉炖红枣

食材：兔肉 500g，红枣 100g，红糖适量。

做法：1）将兔肉洗净切成小块。

2）红枣、红糖共放锅内隔水炖熟，至肉烂即可，分次服完。

（2）羊骨粥

食材：羊四肢长骨 2 根，红枣 20 枚，糯米 60g。

做法：1）将羊骨敲碎，加水适量煮 1 小时。

2）去渣后加糯米、红枣煮稀粥。每日 1 剂，分次服，可长期食用。

【情志调适】

1. 因病情反复发作引起的患儿疑惑和顾虑，可采用以释疑解惑法，消除患者不良情绪。

2. 对因饮食限制引起焦虑的患儿，可采用移情易性法，尽量满足患儿合理要求，家长多陪伴，安排同病种患儿于同一病房，以保持饮食原则的一致性。

3. 减少不良应激事件对患儿的刺激，鼓励支持患儿诉说自身感受，培养兴趣爱好，多听音乐、多与他人交流，树立患者治愈疾病的信心和耐心。

【中医护理技术】

1. 耳穴贴压

（1）**位置：** 选穴以脾、胃、肾为主（图3-12-8）。

（2）**目的：** 急性期以缓解症状为主，稳定期以补益脾肾为原则。

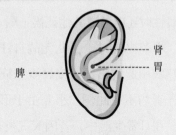

图 3-12-8 耳穴贴压

（3）**操作：** 用示指和拇指的指腹置于患者耳郭的正面和背面，相对按压，至出现热、麻、胀、痛等感觉，示指和拇指可边压边左右移动，或做圆形移动，一旦找到敏感点，则持续对压20~30秒。

2. 中药熏洗

（1）**位置：** 根据熏洗方法可选择全身或手足四肢等局部患处（图3-12-9）。

（2）**目的：** 缓解皮肤瘙痒，关节疼痛、肿胀、屈伸不利等症状。

（3）**操作：** 将药物煎汤，趁热在患处熏洗，中药熏洗时间20~30分钟为宜，熏蒸药液温度50~70℃为宜，当药液温度降至38~43℃时，方可冲洗。

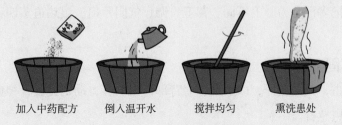

加入中药配方　　倒入温开水　　搅拌均匀　　熏洗患处

图 3-12-9 中药熏洗步骤示意图

（孙晓婷）

第十三节　多汗

【概论】

多汗是不正常出汗的一种病证，即小儿在安静状态下，日常环境中，全身或局部出汗过多，甚则大汗淋漓。多发生于5岁以下小儿。小儿多汗有自汗、盗汗之分。睡中出汗，醒时汗止者，称盗汗；不分寤寐，无故汗出者，称自汗。盗汗多为阴虚，自汗多为阳虚。但小儿汗证往往自汗、盗汗并见，故在辨别其阴阳属性时还应考虑其他证候（图3-13-1）。

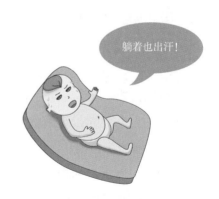

图 3-13-1　多汗儿童

本节主要讨论小儿无故自汗、盗汗，至于因温热病引起的出汗，或属重急病阴竭阳脱、亡阳大汗者均不在此例。小儿由于形气未充，腠理疏薄，在日常生活中，若因天气炎热，或衣被过厚，或喂奶过急，或剧烈运动，都较成人容易出汗，若无其他疾苦，不属病态。

小儿汗证，多属西医学自主神经功能紊乱，而维生素D缺乏性佝偻病及结核感染，也常以多汗为主要特征，临证当注意鉴别，及时明确诊断，以免贻误治疗。反复呼吸道感染小儿，表虚不固者，常有自汗、盗汗；而小儿汗多，若未能及时拭干，又易于着凉，造成呼吸道感染发病，一定要注意小儿的日常护理。

【辨证】

中医一般把多汗分为肺卫不固、营卫失调、气阴亏损、湿热迫蒸四种类型。

（一）肺卫不固

以自汗为主，或伴盗汗，以头部、肩背部汗出明显，动则尤甚，神疲乏力，面色少华，平时易患感冒。

（二）营卫失调

以自汗为主，或伴盗汗，汗出遍身而不温，感觉微寒怕风，不发热，或伴有低热，精神疲倦，胃口欠佳，食欲不振（图3-13-2）。

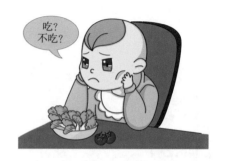

图 3-13-2　营卫失调

（三）气阴亏损

以盗汗为主，也常伴自汗，形体消瘦，汗出较多，精神萎靡不振，心烦少寐，寐后汗多，或伴低热，口干，手足心灼热，哭声无力（图3-13-3）。

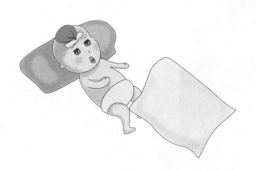

图 3-13-3　气阴亏损

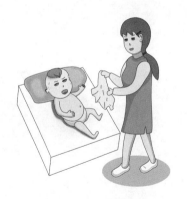

图 3-13-4　湿热迫蒸

（四）湿热迫蒸

自汗或盗汗，以头部或四肢为多，汗出肤热，汗渍色黄，口臭，口渴不欲饮水，小便色黄（图 3-13-4）。

【生活起居】

1. 环境适宜　房间清洁，安静，给室内通风，每天至少通风三次，每次至少 10 分钟。汗出时一定避风，免受凉感冒（图 3-13-5）。

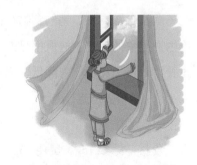

图 3-13-5　环境适宜

2. 夜卧有时　养成良好的作息时间，培养成一种良好的睡眠习惯。夜间注意察看内衣、被褥等情况，保持内衣、被褥干爽，避免潮湿。家长可以在宝宝睡觉前，在其背后和颈部塞上一块干的、柔软的小毛巾或手帕，如果小毛巾、手帕被汗水浸湿了，要及时更换一块新的，直到宝宝停止出汗为止。这样做既可以保证宝宝背部、颈部保持干爽，又可防止其出汗后着凉（图 3-13-6）。

3. 皮肤清洁　给宝宝勤洗澡，以保持皮肤的清洁，同时在出汗较多的部位，如颈部、背部、腋下等涂上爽身粉，以保持皮肤的干爽。身上有汗时，应避免直接吹风，以免受凉感冒（图 3-13-7）。

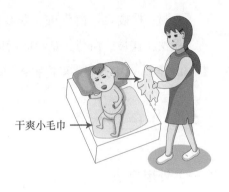

干爽小毛巾

图 3-13-6　夜卧有时

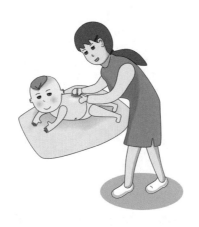

图 3-13-7　涂爽身粉保持皮肤干爽

【饮食调护】

1. 饮食原则　饮食注意加强营养，食物宜多样化，蔬菜瓜果要丰富，选择易消化的食物，避免食用过热或过凉的食物。勿食辛辣、煎炒、炙烤、肥甘厚味。

对爱出汗的宝宝，应及时给予补充水分和矿物质。平时在饮食安排上，给孩子多吃一些富含锌、铁、钙的食物。由于患儿大量出汗，造成锌的缺失量比较高，由于此原因而导致的疾病发病概率显然要比正常孩子的要高。所以，有该症状的小朋友要适量补锌，避免免疫能力降低，出现体虚，症状加重的情况，进而造成恶性循环。

2. 常用食疗方

（1）参芪鱼汤

食材：党参 15g、黄芪 15g、鱼肉 50g。

做法：鱼肉切块，煮汤加调味料后食鱼喝汤。每周 2～3 天，可连服 2 周。

（2）芍参枣粥

食材：桂枝 6g、白芍 9g、党参 9g。

做法：桂枝、白芍、党参煎后取汁，再将白米 50g 和大枣 30 枚倒入汁中煮粥，可连服数周。

【中医护理技术】

（一）外用疗法

1. 取五倍子粉适量，温水或醋调成糊状，每晚临睡前敷脐中，用橡皮膏固定，用于盗汗（图 3-13-8）。

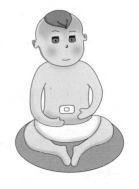

图 3-13-8　敷脐疗法

2. 龙骨、牡蛎粉适量，每晚睡前外扑。用于自汗、盗汗、汗出不止者。

（二）推拿疗法

1. 补肺经

1）**位置：**无名指螺纹面。

2）**目的：**补益肺气。

3）**操作：**由无名指指尖推向无名指螺纹面的近心端，一般 100～500 次（见遗尿 图 3-9-11）。

2. 补肾经

1）**位置：**手小指螺纹面。

2）**目的：**补益肾气，固纳肾气。

3）**操作：**由小手指螺纹面的近心端推向指尖，一般 100～500 次（见尿路感染 图 2-6-6）。

3. 补脾经

1）**位置：**在拇指桡侧缘自指尖至指根，线状穴。

2）**目的：**补益脾气，促进消化。

3）**操作：**由拇指指尖推向拇指螺纹面的近心端，一般 100～500 次（见腹泻 图 2-5-12）。

4. 揉涌泉

1）**位置：**屈趾，足掌心前正中凹陷处（足掌心前 1/3 与 2/3 交界处的凹陷中）。

2）**目的：**补益肺肾。

3）**操作：**揉按涌泉 20～30 次（见病毒性心肌炎 图 2-7-11）。

5. 捏脊操作

1）**位置：**背部正中，从大椎至长强穴成一直线。

2）**目的：**疏通经络，调整阴阳，促进气血运行。

3）**操作：**用拇指指腹与示指、中指指腹对合，挟持肌肤，拇指在后，示指、中指在前。然后示指、中指向后捻动，拇指向前推动，边捏边向项枕部推移。两手沿脊柱两旁，由下而上连续地挟提肌肤，边捏边向前推进，自尾骶部开始，一直捏到项枕部为止（一般捏到大椎穴），重复 3～5 遍（见发热 图 2-1-22）。

（张　颖）

第十四节 湿疹

【概论】

小儿湿疹又称"奶癣"，是一种常见的表皮炎症，其特点为急性期皮损多形性（红斑、丘疹、水疱等），有渗出倾向，自觉瘙痒；慢性期常以苔藓样变为主，易复发。孩子多在出生后 2~3 个月发病，1 岁以后逐渐好转（图 3-14-1）。

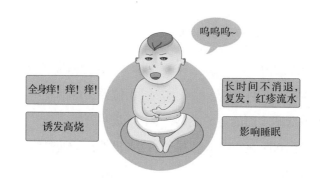

图 3-14-1　宝宝患湿疹

【常见病因】

1. **直接病因**　引起小儿湿疹病因是复杂的，其中过敏因素是最主要的，所以有过敏体质家族史（如父亲、母亲、祖父、祖母、外祖父、外祖母、兄弟姐妹等家庭成员有过湿疹、变应性鼻炎、过敏性皮炎、过敏性结膜炎、哮喘、食物过敏和药物过敏等）的孩子就容易发生湿疹。

2. **诱发因素**　发生了湿疹的孩子，许多物质又会诱发或加重湿疹症状，如食物中蛋白质，尤其是鱼、虾、蛋类及牛乳，接触化学物品（护肤品、洗浴用品、清洁剂等）、毛刷品、化纤物品、植物（各种植物花粉）、动物皮革及羽毛、发生感染（病毒感染、细菌感染等）日光照射、环境温度高或穿着太暖、寒冷等，都可以刺激孩子的湿疹反复发生或加重。有一种特殊类型的小儿湿疹，好发生在孩子的肛门周围，常伴有蛲虫感染，称为蛲虫湿疹（图 3-14-2）。

湿疹诱发因素

环境中的过敏和刺激物
（花粉、烟雾等）

皮肤干燥

食物过敏（虾、鸡蛋、奶类制品等）

图 3-14-2 湿疹的诱发因素

【湿疹的表现】

1. **疹子特征** 多为细粒红色丘疹。轻者浅红斑片，伴少量脱屑；重者红斑、丘疹，融合成片；亦有水疱者，溃后渗出大量浆液；或结痂脱屑（图 3-14-3）。

2. **发病部位** 湿疹多呈对称性分布，好发于前额、脸颊、下颌、耳后等处，严重时会扩展到头皮、颈、手足、背部、四肢关节、阴囊等处（图 3-14-4）。

3. **伴随症状** 瘙痒，遇热尤甚。患儿多在枕上或母亲怀抱蹭擦，或手抓，或烦躁，或哭闹，或食卧难安。

4. **病程特点** 湿疹的特点为不规则形皮疹，先表现为针头至粟粒大的红斑点和红丘疹，进一步发展为小水疱，水疱破裂后流黄色渗液，水干后形成黄色痂皮，湿疹急性期有剧烈瘙痒，尤其在晚上，孩子常常因此烦躁，哭闹而影响睡眠和进食，如果继发感染，孩子还会出现全身症状（图 3-14-5）。

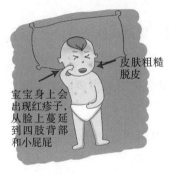

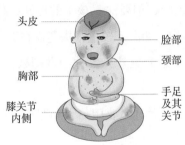

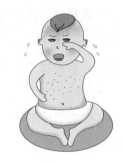

图 3-14-3 湿疹的特征　　　**图 3-14-4 湿疹好发部位**　　　**图 3-14-5 宝宝患有湿疹哭闹**

【中医对本病的认识】

（一）病因病机

内外湿邪浸淫肌肤为婴儿湿疹的基本病机。湿邪可由外而入，如生产时受凉受湿、居处潮湿、尿粪浸渍等；也可因脾胃运化失调，湿浊内生；还可为胎毒遗留。湿为阴邪、黏滞、重浊，阻滞气机，腠理毛孔因之闭郁不畅，发为湿疹。湿疹初起多实，以瘙痒与分泌物为特征；日久兼虚，血虚风燥，以皮肤干燥、灼痒为特征，如抓搔破皮感染，则化毒成脓。

（二）辨证分型

可以帮助家长，除了注意观察湿疹外，还需要观察其他不适表现，了解湿疹的原因，并根据原因来选择正确的养护方法。

中医一般把湿疹分为风湿热淫、脾虚湿盛、血虚风燥三种类型。

1. 风湿热淫　小儿皮肤上出现细颗粒样的红色疹子，有时会有水湿或脓液渗出，患儿会感觉皮肤瘙痒，难以忍受，患处的皮肤色红，小便量少，经常哭闹，心神不宁，怕恶，易感冒，舌红苔黄腻，脉滑，指纹紫。

2. 脾虚湿盛　小儿皮肤上出现皮疹，有时伴有水疱，颜色偏暗，患处皮肤渗液较多，结痂，大便稀溏，没有食欲，不想吃东西，舌淡苔腻，脉濡，指纹红。

3. 血虚风燥　小儿皮肤反复出现疹子，皮疹干燥，皮肤粗糙，患处皮肤颜色暗淡，患儿会感觉皮肤瘙痒，难以忍受，舌淡少苔，脉细数，指纹紫。

【生活起居】

（一）皮肤护理

1. 较轻的湿疹不需要治疗，但要注意孩子的皮肤护理，保持皮肤清洁，必要时可适当使用复合维生素等药物。如湿疹较重，搽药需在医生指导下进行。

2. 家长护理患儿时应注意避免外界各种不良刺激，如避免用热水烫、肥皂洗、搔抓、摩擦等。

3. 湿疹部位不要用水洗，尤其不要用热水和肥皂，可以用消毒的植物油或液状石蜡擦拭。

4. 避免小儿搔抓，避免接触化纤织物、丝毛织品等衣物，最好穿棉袄、绒布衫等（图 3-14-6）。

5. 衣服和尿布清洗时要将洗涤剂冲洗干净。

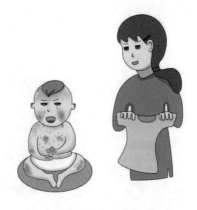

图 3-14-6　宝宝接触化纤织物、丝毛织品等患有湿疹

（二）合理用药

1. 不用刺激性强的外用药。

2. 妈妈切勿擅自给患儿使用任何激素类药膏，因为这类药物外用过多会被皮肤吸收，给孩子身体带来不良反应（图 3-14-7）。

3. 注意保持孩子排便通畅，孩子湿疹发病急性期应避免预防接种，尤其是卡介苗和流脑疫苗。

（三）避免接触变应原

母乳喂养的孩子如患湿疹，妈妈也应暂停吃可能引起过敏的食物。

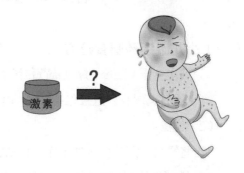

图 3-14-7　湿疹患儿不能擅自使用激素

（四）增强体质

积极寻找变应原并及时去除，先观察、记录、确定引起湿疹的过敏物质，然后从小剂量开始摄入和接触该物质，使患儿逐渐适应。

【饮食调护】

（一）小儿湿疹的饮食原则

1. 适当补充维生素　多吃胡萝卜、绿叶蔬菜、水果等富含维生素的食品。

2. 避免食用一些刺激性食物　如葱、姜、蒜、浓茶、咖啡、酒类及其他容易引起过敏的食物，如鱼、虾等海味（图 3-14-8）。

3. 多喝水补充水分。

4. 少接触化学成分用品　如肥皂、洗衣粉、洗涤精等。

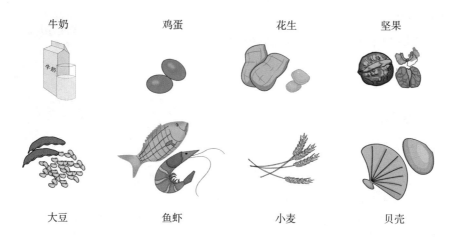

牛奶　　鸡蛋　　花生　　坚果

大豆　　鱼虾　　小麦　　贝壳

图 3-14-8　常见易引起小儿过敏的食物

（二）小儿湿疹药膳食疗方

1. 风湿热淫型湿疹　绿豆薏苡仁汤（图 3-14-9）

（1）原料：绿豆、薏苡仁各 25g，山楂 10g。

（2）做法：

1）将绿豆、薏苡仁淘洗干净，山楂择洗干净。

2）然后将绿豆、薏苡仁、山楂一起放到碗里，倒入清水 500g，浸泡 30 分钟再上火。

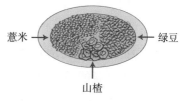

薏米　　　　　　绿豆

山楂

图 3-14-9　绿豆薏苡仁汤原材料

3）大火煮沸，转小火煮 30 分钟关火。

4）不要着急揭开锅盖，再焖 15 分钟，即可食用。

（3）用法：一锅汤可以在 1 天内分成几次吃完，连服 1 周左右。

（4）功效：对于湿热型湿疹，效果不错。

需要提醒大家的是，煮汤时，绿豆不需要煮烂，否则清热效果会打折扣。但是如果不够烂孩子又不好消化，所以大家要根据孩子年龄酌情判断。而且不能加太多糖，因为甘甜易助生湿热，也不能吃冰镇的，否则可能伤肠胃助湿，对病情不利。

2. 脾虚湿盛型湿疹　玉米须汤（图 3-14-10）

（1）原料：玉米须 15g。

（2）做法：

1）将玉米须用清水洗净。

2）锅中放适量水，放入玉米须。

3）大火煮 10 分钟，再转小火 20 分钟即可。

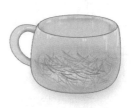

图 3-14-10　玉米须汤

（3）用法：用漏勺将玉米须捞出来，盛出煮玉米须的水，加点冰糖调味，就可以当茶喝了。

（4）功效：适用于脾虚型湿疹。

3.**血虚风燥型湿疹**　红枣扁豆粥（图 3-14-11）

（1）原料：白扁豆粒 50g，粳米 150g，红枣 30g，红糖适量。

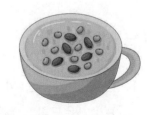

图 3-14-11　红枣扁豆粥

（2）做法：

1）锅中放入适量水，将洗好的白扁豆放入锅中，开火煮到白扁豆变软。

2）加入洗净的红枣、粳米。

3）再用大火烧开，然后转成小火慢慢地熬制，一直煮到扁豆、粳米软烂。

4）加入准备好的红糖，调匀即可。

（3）用法：给孩子趁温热服用。

（4）功效：白扁豆性平味甘，入脾胃经，具有补脾、化湿、解暑等功效。与粳米和大枣一起煮成红枣扁豆粥，排毒除湿的功效很好，可以帮助减轻湿疹症状，而且还可以健脾养血、清暑利湿。

【中医护理技术】

（一）中药水溻洗（图 3-14-12）

1.**金银花**　一锅水用半锅新鲜带叶子的金银花藤，如果是干品，则是鲜品的五分之一。冷水下锅煮 20 分钟，滤出水。然后重新在锅里加水，再煮。煮 3 遍以后，待煮好的水到合适的温度即可溻洗，次数不限。

2.**马齿苋**　可以用 50g 干马齿苋加 1000ml水，小火煎熬 15 分钟以后过滤去渣即可。还可以用野菊花，方法同上。需要注意的，给孩子溻洗可不是泡澡，水温不能太高了，跟洗澡水差不多，比

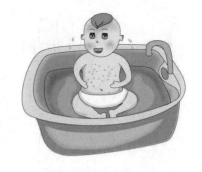

图 3-14-12　中药水溻洗

皮肤温度略高即可。这些熬煮出来的中药液，要自然放凉，而不是兑清水变凉。溻洗以后，不再用清水或沐浴露清洗，直接用毛巾轻轻擦干就可以了。

（二）贴敷疗法

黄柏、黄丹各30g，研细混匀。渗出液多者，撒敷于创面；渗出液少者，用香油调敷于创面。

（三）推拿疗法

1. **位置**　鱼际交（小天心）、曲池、百会、足三里、合谷、三阴交。

2. **目的**　操作要均匀，柔和，轻快，持久，从而深透以调节脏腑、气血、阴阳，使之复归于平衡。

3. **操作**　揉鱼际交（图3-14-13），揉曲池（见发热　图2-1-21），按百会（见夜啼　图3-5-14），按揉足三里（见病毒性心肌炎　图2-7-9）。若患儿上肢皮疹较多者，可加揉合谷（见发热　图2-1-20）；若患儿下肢皮疹明显者加按揉三阴交（见尿路感染　图2-6-3）。

   揉法： 用大鱼际、掌根，或手指螺

纹面吸附于一定的治疗部位，作轻柔缓和的环旋运动，并带动该部位的皮下组织，称为揉法（图3-14-14）。用手指或手掌面着力于体表一部位或穴位上，逐渐用力下压，称为按法（图3-14-15）。

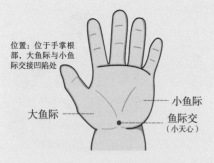

位置：位于手掌根部，大鱼际与小鱼际交接凹陷处

小鱼际

大鱼际

鱼际交（小天心）

图3-14-13　鱼际交定位

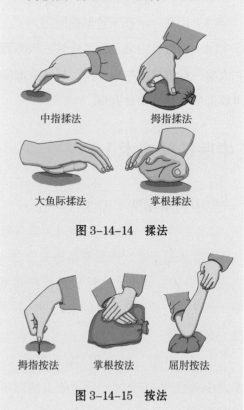

中指揉法　　拇指揉法

大鱼际揉法　　掌根揉法

图3-14-14　揉法

拇指按法　　掌根按法　　屈肘按法

图3-14-15　按法

（郭　鹤）

第四章

小儿传染病的家庭养护

第一节　麻疹

【概述】

麻疹是由麻疹病毒引起的，麻疹患者是唯一的传染源，病毒可通过飞沫传播，传染性强。喷嚏、咳嗽、说话等都能传播麻疹病毒。目前因为疫苗的推广，发病率已下降（图4-1-1，图4-1-2）。

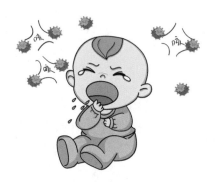

图4-1-1　咳嗽传播麻疹病毒

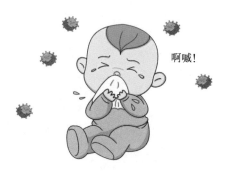

图4-1-2　打喷嚏传播麻疹病毒

麻疹若能及时治疗，合理调护，疹点按期有序布发，则预后良好。若麻疹出现变证，可产生逆险证候，甚至危及生命。本病患病后一般可获得终生免疫。

麻疹多表现为全身密集的红色斑丘疹（图4-1-3），多伴有发热、咳嗽、眼结膜充血、口腔黏膜出现红晕的点。

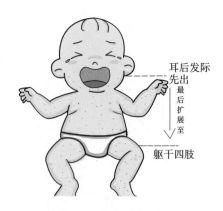

图4-1-3　麻疹患儿

【辨证】

麻疹有顺证、逆证之分。顺证即出疹顺利，收没如期，以邪犯肺卫为先，继而热炽肺胃，后期邪退津伤，无合并症；顺证者占本病的大多数，预后良好。逆证指出疹不顺利，或暴出暴收，或时隐时现，或出而无序，并易出现合并症；常见合并症有邪毒闭肺、邪毒攻喉、邪陷心肝等，出现合并症者病情较重，严重者有生命危险。另有麻疹轻证者，麻疹黏膜斑不明显，皮肤红色斑丘疹稀疏、色淡，疹退后无色素沉着或脱屑，发热一般不过高，病程 1 周左右，无合并症，预后良好。

【生活起居】

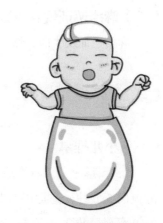

1. 环境与休息　卧室空气流通，温度、湿度适宜，避免直接吹风受寒和过强阳光刺激。在麻疹流行期间，不去公共场所，避免与患者接触。在出疹期间，要避免冷风、冷水、惊吓等强刺激，以防疹子被逼回去。麻疹患者做好隔离（图 4-1-4）。

2. 症状观察　注意麻疹的特点，在前驱期，尤其是出疹期，若体温不超过 39℃，可不予处理，以免因体温太低而影响出疹。若体温过高，可用温水擦浴等物理降温（忌用酒精擦浴），或可服用小剂量退热剂，以体温略降为宜。若出现壮热持续或高热不退、鼻翼煽动、呼吸困难、口唇发绀、烦躁不安等症状，应立即送医院救治。

图 4-1-4　麻疹患儿需隔离与休息

3. 个人护理　保持眼睛、口腔、鼻腔、皮肤的清洁工作。注意个人卫生，衣服、床单常洗换，不要抓挠疹子。

【饮食调护】

（一）麻疹顺证饮食原则

1. 发热期间，应给予清淡易消化的流质食物，如牛奶、豆浆等（图 4-1-5，图 4-1-6）。

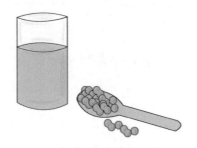

图 4-1-5　豆浆适合麻疹顺证患儿

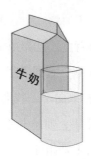

图 4-1-6　牛奶适合麻疹顺证患儿

2. 常更换食物品种，以满足患儿需求。

3. 做到少量多餐，以增加食欲利于消化。

4. 补充足量水分，多喂开水、热汤，以利于退热、透疹。

5. 恢复期应添加高蛋白、高维生素食物。忌食生冷油腻不易消化食物。

（二）麻疹逆证饮食原则

麻疹逆证发生时，饮食严格遵医嘱，必要时禁食。

【中医护理技术】

（一）小儿推拿

1. 麻疹顺证（麻疹初起） 揉小天心3~5分钟，一窝风3分钟，补肾水5分钟，清板门5分钟，逆运内八卦2分钟，清天河水1分钟，揉二人上马3分钟，补脾土1~3分钟，推上三关1~2分钟。每天2次，每次20~30分钟（以上各操作手法均要轻、柔、快，推拿时间根据患儿大小及病情轻重，略有增减。一般而言，年长、体实者手法宜稍重、时稍长，年幼、体虚者手法宜稍轻、时稍短，推拿的力度以患儿不感疼痛为宜。推拿前小儿不宜过饱，哭闹时可暂缓推拿，以防呕吐）。

（1）揉小天心（见夜啼 图3-5-20）

位置： 位于手掌根部，大鱼际与小鱼际相接凹陷处。

目的： 祛心经之热，镇静安神。

操作： 操作者一首托住患儿手掌，一手用中指按揉。

（2）一窝风（见咳嗽 图2-2-10）

位置： 在手腕背侧，腕横纹中央凹陷处。

目的： 发散风寒，宣通表里。

操作： 患儿手掌向下，操作者左手托住患儿手，使患儿手略向下屈，再以右手拇指或示指按揉。

（3）补肾水（图4-1-7）

位置： 小指指腹。

目的： 健体和降热。

操作： 将宝宝的小指掌面向上，夹入操作者左手虎口内，右手拇指由宝宝小指末节指纹推向指尖。

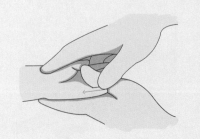

图4-1-7 补肾水

（4）清板门（图 4-1-8）

位置： 板门位于手掌大鱼际平面。

目的： 清热凉血，疹痘潮热不退，退热除烦躁。

操作： 用手在板门和手腕横纹之间来回推。

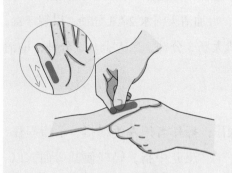

图 4-1-8　清板门

（5）逆运内八卦（见呕吐　图 2-4-12）

位置： 手掌面，以掌心（劳宫穴）为圆心，以圆心至中指根横纹内 2/3 和外 1/3 交界点为半径，画一圆，八卦穴即在此圆上。

目的： 逆运治热，降胃气，消宿食。

操作： 推拿者以右手示、中二指夹住患儿拇指，从艮宫起以逆时针的方向旋运至震宫止，周而复始的旋运，称为逆运内八卦。

（6）清天河水（见发热　图 2-1-18）

位置： 天河水穴位于前臂正中，腕横纹中点至肘横纹中点成一直线的线性穴位。

目的： 解表发汗，退热透邪。

操作： 从手推至肘，推拿手法宜轻快。

（7）揉二马（见咳嗽　图 2-2-14）

位置： 位于手背部无名指与小指掌指关节之间。

目的： 补肾滋阴，顺气散结，利水通淋。

操作： 一般用掐二人上马、揉上马等手法。掐 3~5 下；揉 100~500 次。

（8）补脾经（见咳嗽　图 2-5-12）

位置： 在拇指桡侧缘自指尖至指根，线状穴。

目的： 补脾经调脾胃，助运化、增进饮食，化生气血。

操作： 补脾经即从指尖向指根方向直推。

（9）推上三关（图 4-1-9）

位置： 前臂桡侧缘，自桡侧大横纹头直上至曲池成一直线。

清大肠经：操作者以左手托住患儿手，使掌侧置，右手食指、中指夹住患儿拇指，然后以拇指侧面，自患儿食指桡侧边，从指根推向指尖。

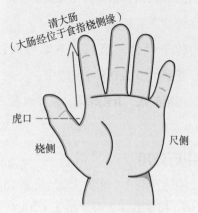

图 4-1-9　推上三关

目的： 益气活血、温补下元、温阳散寒、发汗解表、补虚逐邪。

操作： 操作者左手持患儿左手，示指在下伸直，托住患儿前臂，再以示指、中指，自桡侧大横纹头，直上至曲池。

2. 麻疹逆证（手脚凉，麻疹隐隐不透） 推补脾土 3～5 分钟，上三关 3 分钟（二穴操作手法微重，速度微快），揉小天心 5 分钟，分阴阳 3 分钟，揉一窝风 3 分钟，推补肾水 5 分钟，清板门 5 分钟；偏热者，可加清天河水 2～3 分钟，以解疹毒；腹泻剧者加揉外劳宫（顺时针）3～5 分钟，清大肠 3 分钟，二人上马 3 分钟，助消化、利小便、止腹泻。

（1）分阴阳（见夜啼 图 3-5-12）

位置： 在手掌根部，自小天心处向两旁分至阳池（位于腕部掌侧横纹的桡侧边）、阴池（位于腕部掌侧横纹的尺侧边）。

目的： 调阴阳、和气血。

操作： 操作者两手示指固定患儿掌根两侧，中指托住患儿手背，无名指、小指固定患儿的四指，然后以两拇指向外分推之。

（2）揉外劳宫（见呕吐 2-4-13）

位置： 位于手背，第二、三掌骨间，指掌关节后 0.5 寸凹陷中。

目的： 温阳散寒、升阳举陷、发汗解表。

操作： 操作者用左手拇指、示指捏住患儿中指，轻轻使其弯曲，以右手示指、中指固定患儿腕部，揉之。

（3）清大肠（见腹泻 图 2-5-11）

位置： 示指桡侧缘（靠近大拇指的一侧）自示指尖到虎口成一直线。

目的： 清热泻火。

操作： 操作者以左手托住患儿手，使掌侧置，右手示指、中指夹住患儿拇指，然后以拇指侧面，自患儿示指桡侧边，从指根推向指尖。

（二）中药外用

1. 中药方剂 1 麻黄 15g，芫荽 15g，浮萍 15g，黄酒 60ml。

目的：促进麻疹透发（图 4-1-10）。用于麻疹初热期、出疹期，皮疹透发不畅者。

操作：加水适量，煮沸，让水蒸汽满布室内，再用毛巾蘸取温药液，包敷头部、胸背。一般包敷 20～30 分钟，每天 1～2 次。

2. 中药方剂2　西河柳 30g，荆芥穗 15g，樱桃 15g。

目的：促进麻疹透发。用于麻疹初热期或出疹期，皮疹透发不畅者。

操作：煎汤泡洗，一般泡洗 20～30 分钟，每天 1 次，直至麻疹透发。

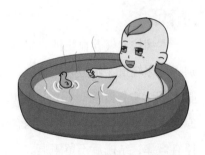

图 4-1-10　中药泡洗促麻疹透发

（胡婵娟）

第二节　水痘

【概述】

水痘是由水痘时邪（水痘 - 带状疱疹病毒）引起的一种急性出疹性传染病，临床以发热、

皮肤黏膜分批出现皮疹，红斑、丘疹、疱疹、结痂同时存在为主要特征（图 4-2-1）。本病以冬春季发病为主，儿童发病多见。

人群普遍易感，但一次发病可终生免疫。水痘传染性强，病人为主要传染源，出疹前 1～2 天至出疹后 5 天都有传染性。传播途径主要通过直接接触和飞沫传播。

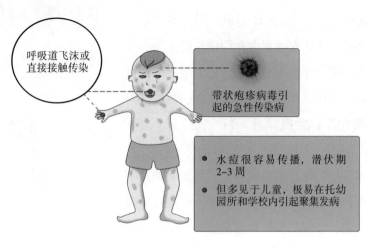

图 4-2-1　水痘患儿

【辨证】

本病按卫气营血辨证，根据全身及局部症状以区别病情之轻重。水痘起病较急，在同一时期可见到以躯干部为主，红斑、丘疹、疱疹、结痂并见的皮疹。疱疹呈椭圆形，大小不一，内含水液，周围红晕，常伴有瘙痒，结痂后不留瘢痕。

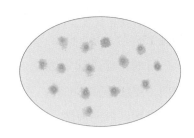

图 4-2-2　邪伤肺卫型水痘

1. **邪伤肺卫**　本证为水痘轻证，多表现为发热恶寒，或无发热，喷嚏，咳嗽，1～2 天后出现皮疹，初为斑疹，继而丘疹、疱疹，皮疹分布稀疏，疹色红润，胞浆清亮，此起彼伏，伴有痒感（图 4-2-2）。

2. **邪炽气营**　本证为水痘重证，常壮热持续，烦躁口渴，面红目赤，便秘尿黄，痘疹粗大，分布稠密，疹色紫黯，疱浆浑浊。若病情突然加重，烦躁不安、神昏抽搐、咳嗽痰喘、气急喘憋，要及时就诊。若失治误治，则可能出现生命危险（图 4-2-3）。

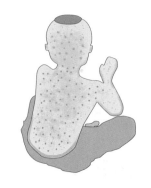

图 4-2-3　邪炽气营型水痘

【生活起居】

1. **预防**　本病流行期间，应少去公共场所，以减少感染机会。水痘病人为主要传染源，自水痘出疹前 1～2 天至皮疹干燥结痂时，均有传染性，需做好隔离，且不少于发病后 14 天（图 4-2-4）。

2. **环境与休息**　经常开窗通风，保持室内空气新鲜；搞好环境卫生，保持室内和周围环境清洁；养成良好的卫生习惯，不要随地吐痰，勤洗手；保持良好的生活习惯，多喝水；要根据天气变化适时增减衣服，避免着凉（图 4-2-5）。

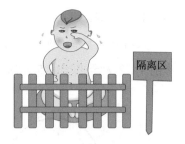

图 4-2-4　水痘患儿注意隔离

3. **症状观察**　水痘患儿一般为低热至中度发热，可通过多饮水、休息等措施降温，必要时遵医嘱使用降温药物；注意观察患儿痘疹情况，若患儿出现壮热持续、口渴、烦躁不安、神昏抽搐，必须及时至医院就诊。

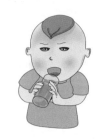

图 4-2-5　水痘患儿应多喝水

4．个人护理　患儿用过的被服应太阳下暴晒 4～6 小时，翻动 1～2 次，保证每个部位都晒到；衣物应先消毒再清洗，布质衣物可以直接煮沸 20～30 分钟消毒，不能用高温消毒的衣物可用"84"消毒液浸泡消毒；碗筷及玩具，均应煮沸消毒；房间可用 3% 的漂白粉液喷洒；家长应做好患儿眼睛、口腔、鼻腔、皮肤的清洁工作；注意个人卫生，勤洗手，不要抓挠疹子。

【饮食调护】

（一）水痘患儿饮食宜忌

1．宜　水痘患儿宜进清淡、富营养、易消化的饮食，可吃些稀粥、米汤、牛奶、面条和面包，减轻胃肠道负担，还可加些豆制品、瘦猪肉等。在出水痘期间，患病的孩子因发热可出现大便干燥，此时需要补充足够的水分，要多饮水，多吃新鲜水果及蔬菜，如饮用西瓜汁、鲜梨汁、鲜橘汁和番茄汁；多吃些带叶子的蔬菜，如白菜、芹菜、菠菜、豆芽菜，带叶子的蔬菜中含有较多的粗纤维，可助于清除体内积热而通大便，也可吃清热利湿的冬瓜、黄瓜等（图 4-2-6，图 4-2-7）。

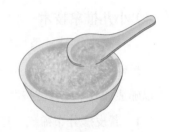

图 4-2-6　水痘患儿应多吃稀粥

2．忌　生冷、油腻食物；鱼、虾、螃蟹、牛肉、羊肉、香菜、茴香、菌类等发物，易致机体发生变态反应；辣椒、胡椒、姜和蒜等辛辣刺激性食物，易引起上火，不利于病情的早日康复。

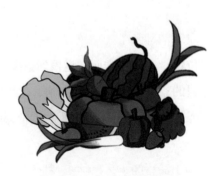

图 4-2-7　水痘患儿应多吃
新鲜水果及蔬菜

（二）推荐食疗

1．芦根 60g，野菊花 10g，水煎连服 2～3天（图 4-2-8）。

2．紫草 0.3g，陈皮 0.15g，为粗末，新汲水煎服。适用于小儿痘疮紫暗，发出不畅。

3．黄芩 5g，木通 2.5g，共为细末，或水煎，分 3～4 次口服。若服散剂，其量减半。本方有

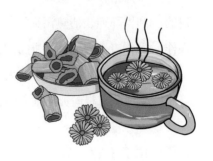

图 4-2-8　芦根野菊花煎水喝

清热利湿之功，适用于水痘湿热较盛者。

4. 柴胡 3g，茯苓 6g，桔梗 3g，生甘草 1.5g，黄芩 1.5g，竹叶 10 片，灯芯草 1 团，水煎服。适用于水痘轻症。

5. 黑豆、绿豆、赤小豆各 60g（生用），甘草 90g。将豆淘净，同甘草用雪水或长流水煮至豆熟为度，去甘草将豆晒干，又入汁再浸，再晒干。逐日取豆任意食用。适用于痘疹将发之际，服之令多者少、少者可无或有终生不出者。

【中医护理技术】

（一）小儿推拿技术

具体操作手法：清肺经 300 次，清胃经 200 次，揉外劳宫 30 次，掐四横纹 50 次，按揉脾俞、肺俞各 1 分钟，按揉合谷、曲池各 1 分钟。根据患儿水痘分布的状态可以随症加减一些穴位按摩：

1. 若皮疹分布稀疏，疹色红润，胞浆清亮，伴有发热、咳嗽等症，加清天河水 300 次，揉二扇门 30 次，退六腑 100 次，按揉大椎穴 1 分钟。

（1）清肺经（见中暑 图 2-9-3）

位置： 无名指掌面，指根到指尖。

目的： 宣肺清热，疏风解表，化痰止咳。

操作： 由无名指螺纹面的近心端推向指尖。

（2）清胃经（见鹅口疮 图 2-3-8）

位置： 大鱼际桡侧缘赤白肉际由掌根至拇指根呈一直线。

目的： 和胃降逆，清热泻火。

操作： 操作者一手持小儿拇指以固定，另一首以拇指端自小儿大鱼际桡侧缘从掌根向拇指根方向直推。

（3）揉外劳宫（见呕吐 图 2-4-13）

位置： 位于手背，第二、三掌骨间，指掌关节后 0.5 寸凹陷中。

目的： 温阳散寒，升阳举陷，兼能发汗解表。

操作： 操作者以左手拇指、示指捏患儿中指，轻轻使其弯曲，以右手示指、中指固定患儿腕部，以拇指揉之。

（4）掐四横纹（见厌食 图 3-2-8）

位置： 四横纹位于手掌面，示、中、无名、小指第一指间横纹。

目的： 退热除烦，行气和血，消胀。

操作： 操作者左手托住患儿手掌，使掌面向上，手指略屈，右手拇指自患儿示指依次掐揉。

（5）按揉脾俞（图 4-2-9）

位置： 在第 11 胸椎棘突下，督脉旁开 1.5 寸处。

目的： 健脾和胃，消食祛湿。

操作： 操作者以拇指螺纹面着力，在一侧或两侧脾俞穴上揉动。

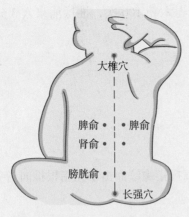

图 4-2-9 按揉脾俞

（6）按揉肺俞（图 4-2-10）

位置： 在第 3 胸椎棘突下，督脉旁开 1.5 寸处。

目的： 益气补肺，止咳化痰。

操作： 方法同按揉脾俞。

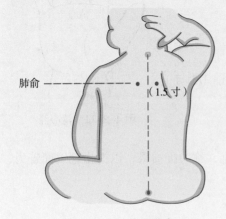

图 4-2-10 按揉肺俞

（7）按揉合谷（见发热 图 2-1-20）

位置： 位于手背，第 1、2 掌骨间，第二掌骨桡侧的中点处。

目的： 清热，通络，止痛。

操作： 以拇指指腹按揉之。

（8）按揉曲池（见发热 图 2-1-21）

位置： 位于肘横纹外侧端，屈肘，当尺泽与肱骨外上髁连线之中点。

目的： 清热解表、疏经通络。

操作： 以拇指指腹按揉之。

（9）清天河水（见发热 图 2-1-18）

位置： 天河水穴位于前臂正中，腕横纹中点至肘横纹中点成一直线的线性穴位。

目的： 解表发汗，退热透邪。

操作： 从手推至肘，推拿手法宜轻快。

（10）揉二扇门（见咳嗽 图 2-2-11）

位置： 在手背中指根两侧凹陷中，点状穴。

目的： 发汗透表，退热平喘。掐揉二扇门是发汗要穴。

操作： 操作者一手持小儿手部，另一示指、中指端揉穴处。

（11）退六腑（见尿路感染 图 2-6-5）

位置： 前臂尺侧，腕横纹尺侧端至肘成一直线。

目的： 清热凉血解毒。

操作： 操作者一手持小儿腕部以固定，另一手拇指或示、中指面自肘横纹推向腕横纹。

（12）按揉大椎穴（见中暑 图 2-9-7）

位置： 在脊柱区，第七颈椎棘突上际凹陷中。

目的： 清热解表，通经活络。

操作： 用拇指或中指指腹按揉。

2. 若分布稠密，疹色紫黯，疱浆浑浊，伴高热、口渴等症，加清天河水 500 次，清小肠 300 次，清大肠 300 次，清心经 300 次，退六腑 100 次，推揉涌泉穴 3 分钟。同时立即至医院就诊，以防疾病传变。

（1）清小肠（见尿路感染 图 2-6-4）

位置： 小指尺侧边缘，自指尖至指根呈一直线。

目的： 清利下焦湿热，泌别清浊。

操作： 操作者一手持小儿小指以固定，另一手以拇指螺纹面由小儿指根推向指尖。

（2）清大肠（见腹泻 图 2-5-11）

位置： 示指桡侧缘（靠近大拇指的一侧）自示指尖到虎口成一直线。

目的： 清利肠腑，除湿热，导积滞。

操作： 操作者一手持小儿示指以固定，另一手以拇指螺纹面由小儿虎口推向示指尖。

（3）清心经（图 4-2-11）

位置： 中指掌面，由指尖至指根呈一直线。

目的： 清热退心火。

操作： 操作者沿整个中指指面自指根推向指尖。

（4）推揉涌泉穴（见病毒性心肌炎 图 2-7-11）

位置： 屈趾，足掌心前正中凹陷处（足掌心前 1/3 与 2/3 交界处的凹陷中）。

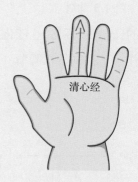

图 4-2-11　清心经

目的： 滋阴，退热。

操作： 以拇指螺纹面着力，向足趾方向做直推，称为推涌泉；以拇指螺纹面着力，稍用力在涌泉穴上揉，称为揉涌泉。

以上各操作手法均要轻、柔、快，推拿时间根据患儿大小及病情轻重，略有增减。一般而言，年长、体实者手法宜稍重、时稍长，年幼、体虚者手法宜稍轻、时稍短，推拿的力度以患儿不感疼痛为宜。推拿前小儿不宜过饱，哭闹时可暂缓推拿，以防呕吐。

（二）中药药浴及擦洗

1. 外治洗浴方药　千里光、野菊花、板蓝根、大青叶、苦丁茶、茵陈、生地、玄参、生黄柏、生大黄、白矾各 30g，遵医嘱加减。

目的： 疏风清热，解毒祛湿。

操作： 上述中药加水 1000ml，熬 30 分钟后去渣，取汁再兑温水至 37～40℃温热水洗澡（图 4-2-12），每日 1 剂，每日 1～2 次。

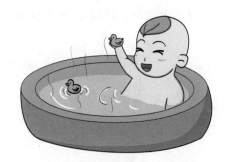

图 4-2-12　中药洗浴缓解水痘症状，促进康复

2. 苦参洗剂　苦参、芒硝各 30g，浮萍 15g。

目的： 祛湿止痒。适用于水痘皮疹较密，瘙痒明显者。

操作： 将诸药择净，放入药罐中，加清水适量，浸泡片刻，水煎取汁外洗患处，每日 2 次，每日 1 剂。

3. 银石方　金银花、紫玄参、紫草、泽泻、车前草、薄荷、荆芥各 9g，石膏 30g。

目的： 清热解毒，利湿止痒。适用于痘疹感染。

操作： 将诸药择净，放入药罐中，加清水适量，浸泡 5～10 分钟后，水煎取汁，用消毒棉签蘸药液外搽患处，每日 3～5 次；另取药液适量放入浴盆中，加清水少许，浸泡患儿双足，每日 2 次，每次 10～30 分钟，每日 1 剂。

（胡婵娟）

第三节　腮腺炎

【概述】

流行性腮腺炎简称腮腺炎或流腮，是儿童和青少年中常见的呼吸道传染病，由腮腺炎病毒所引起（图 4-3-1）。腮腺的非化脓性肿胀疼痛为突出的病症，病毒可侵犯各种腺组织，神经系统，肝、肾、心等器官及关节几乎所有的器官。因此，常可引起脑膜脑炎、睾丸炎、胰腺炎、乳腺炎、卵巢炎等症状。

潜伏期 8~30 天，平均为 18 天。患者大多无前驱期症状，而以耳下部肿大为首发病象，少数病例可有短暂非特异性不适（数小时至 2 天），可出现肌肉酸痛（图 4-3-2）、食欲不振、倦怠、头痛、低热、结膜炎、咽炎等症状。腮腺肿胀大多于 1~3 天到达高峰，持续 4~5 天逐渐消退而恢复正常。整个病程 10~14 天。

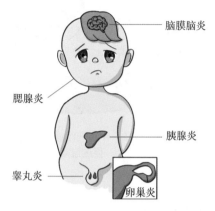 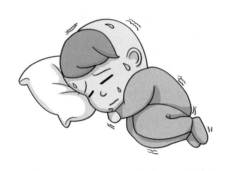

图 4-3-1　腮腺炎病毒可侵犯身体各组织及器官　　图 4-3-2　腮腺炎可引起肌肉酸痛等不适

【辨证】

本病辨证以经络辨证为主，同时辨常证、变证。根据全身及局部症状，凡发热、耳下腮肿，但无神志障碍，无抽搐，无睾丸肿痛或腹痛者为常证，病在少阳经为主；若高热不退、神志不清、反复抽搐为邪陷心肝之变证；若恶心、呕吐、腹泻、泄泻、睾丸肿痛、脘腹或少腹疼痛者为毒窜睾腹之变证，病在少阳、厥阴二经。

【生活起居】

1. 做好隔离　宝贝患了腮腺炎后，一定要与健康儿童隔离，以免传染，一般要隔离至腮肿完全消退为止。

2. 环境要求　居室经常通风换气，这样既能使居室内空气新鲜，又可以达到消毒目的。

3. 物品消毒　患儿用过的食具、毛巾等可煮沸消毒。

4. 卧床休息　轻症的患儿，常常不能引起家长的重视，任由其活动，没有得到很好的休息，容易导致并发症；重症患儿因高热，精神及体力都很差，应当卧床休息以减少体力消耗，这样有助于康复（见咳嗽　图 2-2-5）。

5. **发热及腮肿局部的护理**　对于发热 39℃ 以上的患儿，可采用头部冷敷、温水擦浴的方法退热；或在医生指导下使用退热药和清热解毒的中药。在腮肿早期，可用冷毛巾局部冷敷，使局部血管收缩，从而减轻炎症充血的程度，达到减轻疼痛的目的。

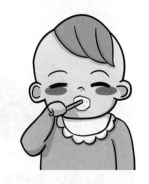

图 4-3-3　腮腺炎患儿要常刷牙

6. **保持口腔清洁**　注意口腔护理饭后及睡觉前后，要用淡盐水漱口或刷牙（图 4-3-3），清除口腔及牙齿上的食物残渣，防止继发细菌感染。

7. 家长要密切关注患儿，做好病情观察。若患儿出现高热不退、神志不清、反复抽搐、恶心、呕吐、腹泻等，应立即就医。

【饮食调护】

（一）饮食宜忌

1. 腮腺炎患儿常因张嘴和咀嚼食物而使疼痛加剧，适宜给患儿吃富有营养且易消化的流质、半流质或软食，如米粥、面条等。

2. 不要给患儿吃酸、辣、甜味过浓及干硬食物，忌辛辣、油腻食物，这些食品会刺激腮腺使腮腺分泌增加，刺激已红肿的腮腺管口，使疼痛加剧。忌带鱼、虾、蟹、羊肉、香菜等都为升发之物（图 4-3-4），患儿食之会使腮腺肿胀疼痛加剧，体温上升，并使病程延长。

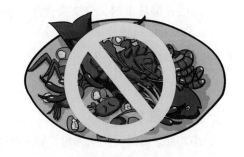

图 4-3-4　腮腺炎患儿忌海鲜等升发之物

3. 要注意多给患儿喝水，这样有利于退热及体内的毒素排出。

（二）常用食疗方

1. 凉拌黄花菜海带丝

配方：黄花菜 30g，海带丝 30g。

制法：先用温水将黄花菜浸泡，洗净后与海带丝同煮熟，沥去水，放凉，加调料拌匀。

功效：清热消肿散结（图 4-3-5）。

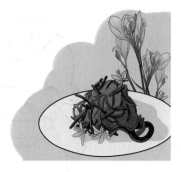

图 4-3-5　凉拌黄花菜海带丝可清
热消肿散结

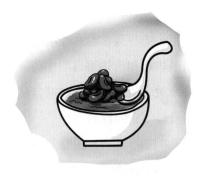

图 4-3-6　绿豆黄豆汤可清热解毒

用法：佐餐服食。

2. 绿豆黄豆汤

配方：绿豆 100g，黄豆 50g，白糖 30g。

制法：将绿豆、黄豆加水适量，煮至烂熟，加入白糖搅匀。

功效：清热解毒，消肿定痛（图 4-3-6）。

用法：每日 1 剂，分 2 次食用，连用 5 日。

【中医护理技术】

（一）小儿推拿

小儿推拿可使发热期缩短，腮腺肿痛症状消失加快，并发症减少。揉小天心、一窝风、补肾水、清板门有解邪退热之功；揉小天心、分阴阳、退六腑可散结凉血消腮肿；再清天河水，可清热、解毒；补脾土、推三关可活血散瘀，但推拿时间要减少。原则上推拿手法宜轻重适宜，用力均匀。病情轻者操作时间宜短，用力宜轻，速度宜缓，每日 1 次；病情重者，操作时间宜长，用力微重，速度要快，每日 2~3 次；推拿后应注意避风，以免复遭外邪侵袭，加重病情，特别是推拿后欲使之发汗者，更应注意。

（1）揉小天心

位置：位于手掌根部，大鱼际与小鱼际相接凹陷处。

目的：祛心经之热，镇静安神。

操作：操作者一首托住患儿手掌，一手用中指按揉（见夜啼 图 3-5-20）。

（2）揉一窝风

位置： 在手腕背侧，腕横纹中央凹陷处。

目的： 发散风寒，宣通表里。

操作： 患儿手掌向下，操作者左手托住患儿手，使患儿手略向下屈，再以右手拇指或示指按揉（见咳嗽 图2-2-10）。

（3）补肾水

位置： 小指指腹。

目的： 健体和降热。

操作： 将宝宝的小指掌面向上，夹入操作者左手虎口内，右手拇指由宝宝小指末节指纹推向指尖（见尿路感染 图2-6-6）。

（4）清板门

位置： 板门位于手掌大鱼际平面。

目的： 清热凉血，疹痘潮热不退，退热除烦躁。

操作： 用手在板门和手腕横纹之间来回推（见麻疹 图4-1-8）。

（5）分阴阳

位置： 腕横纹两端，合称手阴阳。

目的： 平衡阴阳，调和气血，行滞消食。

操作： 操作者两手相对挟持小儿手部，两拇指置小儿掌后横纹中央，由总筋向两旁分推（见夜啼 图3-5-12）。

（6）退六腑

位置： 前臂尺侧，自阴池至肘尖成一直线。

目的： 清热凉血解毒。

操作： 操作者一手持小儿腕部以固定，另一手拇指或示、中指面自肘横纹推向腕横纹（见尿路感染 图2-6-5）。

（7）清天河水

位置： 天河水穴位于前臂正中，腕横纹中点至肘横纹中点成一直线的线性穴位。

目的： 解表发汗，退热透邪。

操作： 从手推至肘，推拿手法宜轻快（见发热 图2-1-18）。

（8）补脾经

位置： 在拇指桡侧缘自指尖至指根，线状穴。

目的： 补脾经调脾胃，助运化、增进饮食，化生气血。

操作： 补脾经即从指尖向指根方向直推（见腹泻 图2-5-12）。

（9）推三关

位置： 在前臂桡侧缘，自腕横纹至肘横纹成一直线。

目的： 益气活血、温补下元、温阳散寒、发汗解表、补虚逐邪。

操作： 操作者左手持患儿左手，示指在下伸直，托住患儿前臂，再以示指、中指，自桡侧大横纹头，直上至曲池（见腹痛 图2-8-9）。

（二）中医中药治疗

中医中药治疗往往采用内外兼治。

1. 中药内服 开一些清热解毒、散结消肿的中药，如用板蓝根、夏枯草、蒲公英等煎水服用。

2. 中药外用 局部外涂可用紫金锭或青黛散醋调外涂，每日数次，也可用金黄散、芙蓉叶各 30g 研末，菊花 9g 浸汁加蜂蜜适量拌和，2 次 /d 外涂，或用蒲公英、鸭跖草、水仙花根、马齿苋等捣烂外敷，可减轻局部胀痛（图 4-3-7）。

3. 民间偏方 选取鲜而多汁的仙人掌一块，剥掉外皮和小刺，捣烂如泥，外敷患处，每天换敷 1 次，可起到清热解毒、消肿止痛的作用，一般 2~3 天即可治愈。

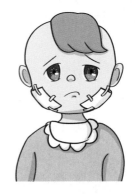

图 4-3-7 中药外敷局部
可减轻疼痛

（胡婵娟）

第四节 百日咳

【概述】

百日咳是由百日咳时邪引起的急性时行病，临床以阵发性痉挛性咳嗽（图 4-4-1）、咳毕伴有特殊的鸡鸣样吸气性吼声为主要特征，病程长达 2~3 个月，故有百日咳之称。

西医学认为本病的病原为百日咳杆菌，传染源主要为百日咳患者，主要通过空气飞沫传播，自从广泛实施百日咳菌苗免疫接种后，本病的发生率已经大为减少。

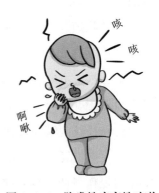

图 4-4-1 阵发性痉挛性咳嗽
为主要特征

【辨证】

本病辨证主要辨轻重。痉咳不甚，发作次数较少，痉咳时痛苦表现较轻，持续时间较短，易于恢复者，为轻症；痉咳剧烈，发作频繁，痉咳时痛苦万分状，常伴见咯血、衄血、目睛出血，面胁胀痛，舌下生疮，面目水肿，二便失禁，且痉咳持续时间长，发生变证或难于恢复者，为重证。

百日咳的辨证分型：

1. 邪犯肺卫（初咳期） 初起咳嗽，流涕或有发热、咽红，2～3天后，咳嗽逐渐加重，日轻夜重，痰液稀白或稠黄。

2. 痰火阻肺（痉咳期） 阵发性痉咳，伴吸气性鸡鸣样吼声，吐出痰涎及食物而止，入夜尤甚，痰液黏稠，可伴呕吐、胁痛、舌下生疮、目睛出血、咯血、衄血、二便失禁。小婴儿可伴窒息、神昏、抽搐。

3. 气阴耗伤（恢复期） 痉咳缓解，鸡鸣样吼声消失。可见咳声无力，痰白清稀或干咳无痰，神倦乏力，气短懒言，声音嘶哑，纳呆食少，自汗或盗汗，大便不实。

【生活起居】

1. 及时隔离 按呼吸道传染病隔离，一般要隔离4～6星期。日常生活环境保持通风，保持室内安静，温度适当，避免不良刺激，如寒风，烟尘以及精神紧张等。

2. 遵医嘱正确用药 遵医嘱使用镇静剂，能减少患儿因恐惧、忧虑、烦躁而诱发的痉咳，同时保证睡眠；咳嗽剧烈可用镇咳药，若痰液黏稠可用雾化吸入。

3. 排除痰液 痰液产生后如不及时排除，可发生窒息而危及生命。可用某些具有化痰功效之药物（严重咳嗽和新生儿禁用）；如果痰已经严重影响日常呼吸，那么应用吸痰器排除痰液。

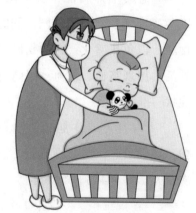

4. 忌疲劳过度 百日咳病期长，对孩子的身体消耗很大，所以既不可不让孩子活动，又不可放纵不管，要有足够的营养及休息，所以活动必须适度（图4-4-2）。

图4-4-2 患儿要有足够的休息

【饮食调护】

百日咳患儿饮食上应少吃多餐，易消化，富营养，以利吸收，增加抗病能力。因本病在病程发展的不同时期会产生不同的表现，所以饮食也应有所不同。

（一）初咳期

小儿的饮食包括乳母应忌油腻、辛辣、燥热类食物，忌食生冷油腻，以免雪上加霜，损伤脾胃，使病情加重。推荐食疗：

1. **大蒜白糖饮** 大蒜 500g，白糖 100g。大蒜捣烂，加糖置杯中，开水充满浸泡 1 小时，每天 1 剂，分次服，连服 4 天（图 4-4-3）。

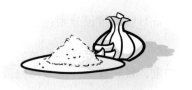

图 4-4-3 大蒜白糖饮可缓解咳嗽

2. **荸荠甘蔗饮** 荸荠 100g，甘蔗 150g，洗净一同放入砂锅中，加水适量，放入适量冰糖，水烧开后转小火慢炖 1 小时，即可食用（图 4-4-4）。

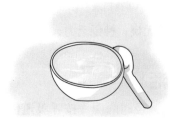

图 4-4-4 荸荠甘蔗饮可润肺去燥

3. **绿豆羹** 绿豆 200g，鱼腥草 100g，冰糖少量。绿豆浸 1 小时，鱼腥草洗净，与绿豆冰糖共煮，成糊状即可，每日 1 剂，分次服完，连服 3 天（图 4-4-5）。

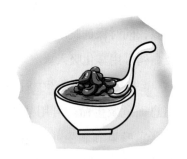

图 4-4-5 绿豆羹可清热解毒

（二）痉咳期

应忌食油炸食品、各种瓜子、花生等，以免痰液增多，咳嗽加剧，同时也应忌辛辣食品，以免热盛化痰，灼伤脉络而导致血液外溢，出现咯血、衄血、眼睛青紫如拳伤等症状。推荐食疗：

1. **牛胆粉** 牛胆粉，淀粉，白糖。研粉，淀粉炒熟，与白糖混合。因味苦可分数次服完（图 4-4-6）。

2. **罗汉果茶** 罗汉果 1 个，去壳掰碎，放入茶壶中，用沸水泡焖 15 分钟后即可饮用（图 4-4-7）。

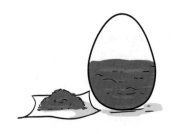

图 4-4-6 牛胆粉可清肝明目、清热解毒

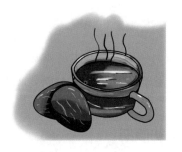

图 4-4-7 罗汉果茶可清肺、润肠、止咳

（三）恢复期

此时更应忌油腻、厚味等不易消化食物，忌食生冷瓜果等容易损伤脾胃的食物，多食健脾益肺，有利于消化吸收的食物，同时还应忌食辛辣助热的食物，以防余热复炽，进一步损伤人体气阴，使脾肺更虚，不易康复。推荐食疗：

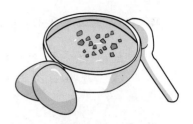

图 4-4-8 鸡蛋羹可增强免疫力

1. 鸡蛋羹 鸡蛋 1 个，冰糖适量。鸡蛋打碎搅匀，和冰糖加水适量，隔水蒸熟，一次食完，每日 1 次（图 4-4-8）。

2. 百合炖排骨汤 甜百合、猪排骨各适量，洗净，排骨斩成小块，共入砂锅，文火炖烂，即可食用（图 4-4-9）。

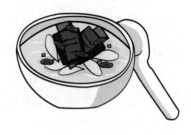

图 4-4-9 百合炖排骨汤可除烦

【中医护理技术】

（一）小儿推拿

1. 初咳期 此期以温化寒痰、宣肺止咳为治疗原则，补脾土 100～500 次，清天河水 100～500 次，揉外劳宫加一窝风 100～300 次，顺运八卦 100～300 次，推三关 100～300 次，退六腑 100～300 次，推小横纹 100～150 次。

（1）清补脾

位置： 拇指桡侧，赤白肉际处，指尖到指根，属线型穴。

目的： 补脾经调脾胃，助运化、增进饮食，化生气血。

操作： 补脾经即从指尖向指根方向直推。反之则为清（见咳嗽图 2-2-13）。

（2）清天河水

位置： 天河水穴位于前臂正中，腕横

纹中点至肘横纹中点成一直线的线性穴位。

目的： 解表发汗，退热透邪。

操作： 从手推至肘，推拿手法宜轻快（见发热 图 2-1-18）。

（3）揉外劳宫

位置： 位于手背，第二、三掌骨间，指掌关节后 0.5 寸凹陷中。

目的： 温阳散寒，升阳举陷，兼能发汗解表。

操作：操作者一手持小儿四指令掌背
向上，另一手拇指或中指端揉
穴处（见呕吐 图2-4-13）。

（4）揉一窝风

位置：在手腕背侧，腕横纹中央凹
陷处。

目的：发散风寒，宣通表里。

操作：患儿手掌向下，操作者左手托
住患儿手，使患儿手略向下屈，
再以右手拇指或示指按揉（见
咳嗽 图2-2-10）。

（5）顺运八卦

位置：手掌面，以掌心（劳宫穴）为
圆心，以圆心至中指根横纹内
2/3 和外 1/3 交界点为半径，画
一圆，八卦穴即在此圆上。

目的：顺运宽胸理气，行滞消食。

操作：操作者一手持小儿四指以固定，
掌心向上，另一手拇指自离卦
运至兑卦，称为顺运八卦（见
发热 图2-1-19）。

（6）推三关

位置：在前臂桡侧缘，自腕横纹至肘
横纹成一直线。

目的：益气活血、温补下元、温阳散
寒、发汗解表、补虚逐邪。

操作：操作者左手持患儿左手，示指

在下伸直，托住患儿前臂，再
以示指、中指，自桡侧大横纹
头，直上至曲池（见腹痛 图
2-8-9）。

（7）退六腑

位置：位于前臂尺侧，自肘横纹头至
小指掌腕横纹头成一直线。

目的：清热凉血解毒。

操作：操作者一手持小儿腕部以固定，
另一手拇指或示、中指面自
肘横纹推向腕横纹（见尿路感
染 图2-6-5）。

（8）推小横纹

位置：掌面示指、中指、无名指、小
指掌指关节横纹处。

目的：治疗肺部干性啰音。

操作：操作者一手将患儿四指并拢，
用另一手拇指桡侧从示指横
纹处推向小指横纹处（图4-
4-10）。

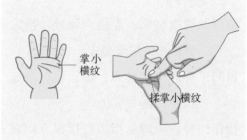

图4-4-10　推小横纹

2．痉咳期　此期以清热化痰、肃肺止咳位原则，清肺经 100~300 次，清天河水 100~300 次，补肾水 100~300 次，分阴阳 100~300 次，推三关 100~300 次，退六腑 50~100 次，顺运八卦 100~300 次，清大肠 100~300 次，天门入虎口 100~300 次，揉天突、膻中、肺俞 10~30 次。

（1）清肺经

位置： 掌面示、中、无名、小指掌指关节横纹处。

目的： 治疗肺部干性啰音。

操作： 无名指掌面，指根到指尖（见中暑　图 2-9-3）。

（2）清天河水

位置： 天河水穴位于前臂正中，腕横纹中点至肘横纹中点成一直线的线性穴位。

目的： 解表发汗，退热透邪。

操作： 从手推至肘，推拿手法宜轻快（见发热　图 2-1-18）。

（3）补肾水

位置： 小指指腹。

目的： 健体和降热。

操作： 将宝宝的小指掌面向上，夹入操作者左手虎口内，右手拇指由宝宝小指末节指纹推向指尖（见尿路感染　图 2-6-6）。

（4）分阴阳

位置： 腕横纹两端，合称手阴阳。

目的： 平衡阴阳，调和气血，行滞消食。

操作： 操作者两手相对挟持小儿手部，两拇指置小儿掌后横纹中央，由总筋向两旁分推（见夜啼　图 3-5-12）。

（5）清大肠

位置： 示指桡侧缘（靠近大拇指的一侧）自示指尖到虎口成一直线。

目的： 清热泻火。

操作： 操作者以左手托住患儿手，使掌侧置，右手示指、中指夹住患儿拇指，然后以拇指侧面，自患儿示指桡侧边，从指根推向指尖（见腹泻　图 2-5-11）。

（6）天门入虎口

目的： 健脾消食，理气止血。

操作： 用一手拇指和示、中指相对，分别拿住小儿的虎口和掌根部天门穴，另一手握住肘部，进行摇动（见痫病　图 3-8-14）。

（7）揉天突

位置： 胸骨上窝正中，正坐仰头取穴。

目的： 理气化痰，降逆平喘，止呕。

操作： 操作者一手扶小儿头侧部，另一手中指端按或揉（图 4-4-11）。

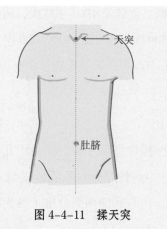

图 4-4-11　揉天突

（8）揉膻中

位置： 两乳头连线中点，胸骨中线上，
　　　　平第四肋间隙。

目的： 宽胸理气，止咳化痰。

操作： 小儿仰卧，操作者用中指指端按
　　　　揉（见病毒性心肌炎　图 2-7-7）。

（9）揉肺俞（见水痘　图 4-2-10）

位置： 按揉肺俞。

位置： 在第 3 胸椎棘突下，督脉旁开
　　　　1.5 寸处。

目的： 益气补肺，止咳化痰。

操作： 操作者以拇指螺纹面着力，在
　　　　一侧或两侧肺俞穴上揉动。

3. **恢复期**　此时以补益肺脾，清解余热为主，揉二马，清补脾，清肺。

揉二马

位置： 位于手背部无名指与小指掌指关节之间。

目的： 补肾滋阴，顺气散结，利水通淋。

操作： 一般用掐二人上马、揉上马等手法。掐 3~5 下；揉 100~500 次（见咳
　　　　嗽　图 2-2-14）。

（二）中药外治

百日咳患儿在服药同时，可配合中成药外治法，有明显疗效。

1. **冰硼散**　取冰硼散 1~2g，百部、黄连、连翘各 6g，诸药研末，混匀备用。
两岁以下小儿用 1.5g，3 岁以上用 3g，以鸡胆汁、米醋调为糊状，于每晚睡前敷于双
手、足心，外盖纱布固定，于次日晨起时取下。10 天为一疗程，连用 1~2 个疗程。
可清热解毒、宣肺止咳。

2. **蛇胆川贝散**　蛇胆川贝散 1~2 支，米醋适量，调匀如糊状，敷于双手心及
肚脐处，敷料包扎，胶布固定。每日一次，连续用 5~7 天。可清热解毒、宣肺止咳。

3. **伤湿止痛膏**　取大蒜 1~2 粒，捣为泥状，置于伤湿止痛膏中心，每晚洗脚后

敷于双足心涌泉穴，次日晨起时除去。连贴 3 ~ 5 次，可解痉止咳。使用大蒜贴敷时，宜先在贴敷处涂一层植物油或凡士林、液状石蜡，以防局部起疱。

（胡婵娟）

第五节　痢疾

【概述】

痢疾，又名"肠澼"，是急性肠道传染性疾病。以发热、腹痛、里急后重、大便脓血为主症，严重者可引发感染性休克和（或）中毒性脑病（图 4-5-1）。西医又称为"细菌性痢疾"，简称"菌痢"。

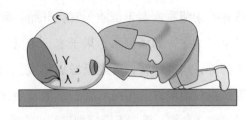

图 4-5-1　痢疾患儿伴有腹痛

本病多发于夏秋之间，是我国的常见病、多发病，儿童和青壮年是高发人群。本病有有效的抗菌药治疗，治愈率高。

【辨证】

由于恣食生冷，或杂进不洁之物，或外感暑湿疫疬之邪，脾胃受伤，运化无权，实邪挟湿，下注大肠，酝酿成痢。寒湿之邪，伤及气分的，则为白痢；湿热之邪，伤及血分的，则为赤痢；若疫疬热毒熏蒸，致使胃气上逆的，则成噤口痢。

症状：

1. 赤痢　痢下色赤，腹痛，里急后重，烦渴引饮，喜冷恶热，小便短赤。

2. 白痢　痢下色白，肠鸣切痛，面白唇青，渴喜热饮，不思食，小便清。

3. 噤口痢　下痢，不食，身热，唇红，或呕不能食，惟喜饮冷水。

【生活起居】

1. 隔离休　老人和孩子不要与菌痢病人接触，以免感染患病；得了痢疾要早报告，及时隔离，彻底治疗；病人的排泄物、呕吐物及被污染的食物、用具，都要严格消毒；急性期患者要卧床休息，大便次数频繁的，应用便盆、布兜或垫纸，以保存体力。

2. 个人护理　注意保护肛门。由于大便次数增多，尤其是老人和小孩肛门受多次排便的刺激，皮肤容易淹坏溃破，因此每次便后，用软卫生纸轻轻按擦后用温水清洗，涂上凡士林油膏或抗生素类油膏。

3. **按时服药** 要坚持按照医嘱服药 7~10 天，不要刚停止腹泻就停止服药，这样容易使细菌产生抗药性，很容易转为慢性痢疾。

4. **症状观察** 若患儿突起畏寒，高热，出现嗜睡、昏迷及抽搐等全身中毒症状，可迅速发生循环和呼吸衰竭，应及时就医。

【饮食调护】

痢疾病人饮食宜清淡、少渣、易消化有营养的素流质或素半流质为宜，开始一两天以流质为主，如淡糖水、果子水、米汤、蛋花汤等，病情好转，可逐渐增加稀饭、面条等，忌食油荤腥、生冷瓜果、不洁及硬固难以消化之食物，根据不同症型进行饮食宜忌。

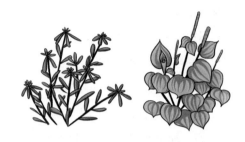

图 4-5-2　马齿苋或车前草煎水口服

1. **赤痢、噤口痢** 宜少糖低脂食物，多饮清凉饮料、绿茶水、马齿苋或车前草煎水内服（图 4-5-2），切勿过早增加荤食，必要时可禁食数小时。清热利湿药宜空腹温服，清热凉血解毒药宜凉服。

2. **白痢** 忌吃生冷食品，可鼓励病人多吃点生大蒜。注意腹部保暖，吃热饮，温

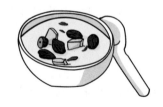

图 4-5-3　白痢患儿要多食健脾益气粥

补脾胃药宜饭前温热服。久痢体虚者应加强营养，多给健脾益气之品，如山药、莲子、扁豆、大枣、薏米等做粥食用（图 4-5-3）。

【中医护理技术】

（一）小儿推拿

1. **赤痢** 分手阴阳 100~300 次，推三关 50~100 次，退六腑 300~500 次，清心经 100~300 次，清大肠 100~300 次，推脾土（先清后补）100~300 次，顺运八卦 100~300 次，清肾经 100~300 次，揉中脘 50~200 次，拿肚角 5~10 次，揉脐及龟尾 50~200 次，掐揉足三里 30~50 次。

（1）分阴阳

位置： 腕横纹两端，合称手阴阳。

目的： 平衡阴阳，调和气血，行滞消食。

操作： 操作者两手相对挟持小儿手部，两拇指置小儿掌后横纹中央，由总筋向两旁分推（见夜啼　图3-5-12）。

（2）推三关

位置： 在前臂桡侧缘，自腕横纹至肘横纹成一直线。

目的： 益气活血、温补下元、温阳散寒、发汗解表、补虚逐邪。

操作： 操作者左手持患儿左手，示指在下伸直，托住患儿前臂，再以示指、中指，自腕横纹至肘横纹处（见腹痛　图2-8-9）。

（3）退六腑

位置： 位于前臂尺侧，自肘横纹头至小指掌腕横纹头成一直线。

目的： 清热凉血解毒。

操作： 操作者一手持小儿腕部以固定，另一手拇指或示、中指面自肘横纹推向腕横纹（见尿路感染　图2-6-5）。

（4）清心经

位置： 中指掌面，由指尖至指根呈一直线。

目的： 清热退心火，泻小肠热。

操作： 操作者一手持小儿中指以固定，另一手拇指沿整个中指掌面自指根推向指尖（见水痘　图4-2-11）。

（5）清大肠

位置： 示指桡侧缘（靠近大拇指的一侧）自示指尖到虎口成一直线。

目的： 清热泻火。

操作： 操作者以左手托住患儿手，使掌侧置，右手示指、中指夹住患儿拇指，然后以拇指侧面，自患儿示指桡侧边，从指根推向指尖（见腹泻　图2-5-11）。

（6）推脾土（先清后补）

位置： 脾经位于拇指的螺纹面。

目的： 补脾经能健脾胃、补气血，清脾经能清热化湿、利痰止呕。

操作： 补脾经即从指尖向指根方向直推；清脾经即从指根向指尖方向直推（图4-5-4）。

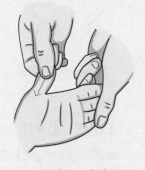

图4-5-4　推脾土（先清后补）

（7）顺运八卦

位置： 手掌面，以掌心（劳宫穴）为圆心，以圆心至中指根横纹内2/3和外1/3交界点为半径，画一圆，八卦穴即在此圆上。

目的： 顺运宽胸理气，行滞消食。

操作： 操作者一手持小儿四指以固定，掌心向上，另一手拇指自离卦运至兑卦，称为顺运八卦（见发热 图2-1-19）。

（8）清肾经

位置： 在手小指掌面，稍偏尺侧，由指尖至指根呈一直线。

目的： 清肾经能清利下焦湿热。

操作： 操作者一手握住患儿手，使手掌向上，另一手拇指从患儿小指尖推向指根为清肾水（图4-5-5）。

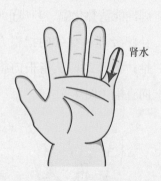

肾水

图4-5-5　清肾经

（9）揉中脘

位置： 前正中线，脐中上4寸，胸骨下端和肚脐连接线中点。

目的： 健脾和胃，消食和中。

操作： 患儿仰卧，操作者用指端或掌根按而揉之（见呕吐 图2-4-11）。

（10）拿肚角

位置： 在脐两旁，两胁直下或脐下2寸，旁开2寸两大筋处。

目的： 健脾和胃，理气消滞。

操作： 操作者以两手拇指、示指、中指三指，向深处拿之，同时向偏内上方作一推一拉、一紧一松的轻微动作（见腹痛 图2-8-10）。

（11）揉脐

位置： 肚脐中。

目的： 温阳散寒，补益气血，健脾和胃，消食导滞。

操作： 患儿仰卧，操作者用中指或掌根揉（见呕吐 图2-4-9）。

（12）揉龟尾

位置： 在尾椎骨端。

目的： 通调督脉，调理大肠。

操作： 操作者用拇指或中指端着力，在龟尾穴上揉动（见遗尿 图3-9-10）。

（13）掐揉足三里

位置： 小腿前外侧、外膝眼下3寸、胫骨外侧约一横指处。

目的： 健脾和胃，调中理气，导滞通络，强壮身体。

操作： 以拇指端着力，掐而揉之，程度以患儿能耐受为度（见病毒性心肌炎 图2-7-9）。

2. 白痢　分手阴阳 100~300 次，推三关 300~500 次，退六腑 50~100 次，补脾土 100~300 次，运八卦 100~300 次，侧推大肠（先补后清）100~300 次，天门入虎口 100~300 次，拿肚角 5~10 次，揉脐及龟尾 50~200 次，运土入水 100~300 次，推上七节骨 50~200 次。

（1）天门入虎

目的： 健脾消食，理气止血。

操作： 用一手拇指和示、中指相对，分别拿住小儿的虎口和掌根部天门穴，另一手握住肘部，进行摇动（见痫病 图 3-8-14）。

（2）运土入水

目的： 滋补肾水，清脾胃湿热，利尿止泻。

操作： 操作者一手握住患儿示、中、无名、小四指，使掌面向上，另一手大指外侧缘着力，自患儿脾土穴推起，沿手掌边缘，经小天心、掌小横纹，推运至小指端肾水穴止。单方向反复推运（图 4-5-6）。

（3）推上七节骨

位置： 从第四腰椎至尾椎骨端呈一直线。

目的： 温阳止泻。

操作： 患儿俯卧，操作者用示、中指螺纹面着力，自下向上做直推法，称推上七节骨（图 4-5-7）。

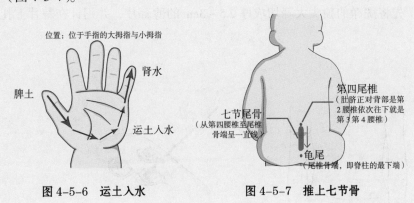

图 4-5-6　运土入水　　　　图 4-5-7　推上七节骨

3. 噤口痢　分手阴阳 100~300 次，推三关 50~200 次，退六腑 200~400 次，运八卦 100~300 次，推脾土 100~300 次，侧推大肠 100~300 次，揉脐及龟尾 50~200 次，按弦搓摩 30~50 次，揉中脘 50~200 次，拿肚角 5~10 次，拿委中 5~15 次。

按弦搓摩

目的： 理气化痰，健脾消食。

操作： 患儿取坐位，两手自然下垂，操作者用手掌面着力，轻贴在患儿两侧胁肋部，呈对称性的搓摩，并自上而下搓摩至肚角处（图4-5-8）。

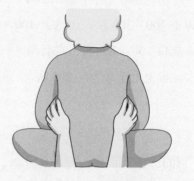

图4-5-8　按弦搓摩

（二）艾灸技术

1. 艾炷隔姜灸

（1）先将鲜姜片切成直径约2.5cm，厚约0.3cm薄姜片，并用针在薄姜片上扎数十个针孔。

（2）患儿取仰卧位，双膝关节稍屈曲，在膝下垫一枕头，使患儿处于放松、舒适体位，暴露腹部和双膝以下部位，将准备好的姜片置于神阙、关元、足三里穴（图4-5-9），并在姜片上放置底面直径1cm的圆锥形艾炷，连灸3壮，至局部皮肤潮红为度。每日灸治1次，症状严重者可每日灸治2次。

2. 艾炷隔蒜灸

（1）先将洗净的独头大蒜切成厚2.5～3cm的薄蒜片，并用针在蒜片上扎数十个针孔。

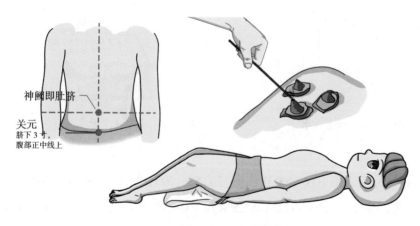

神阙即肚脐

关元
脐下3寸，
腹部正中线上

图4-5-9　穴位隔姜灸

（2）患儿取仰卧位，嘱患儿处于放松身位，暴露腹部和双膝以下部位，将准备好的蒜片置于神阙、关元、气海、足三里穴（图4-5-10），并在蒜片上放置底面直径约1cm，高约2cm的圆锥形艾炷，将艾炷点燃，熏灼10～15分钟，以局部潮红为佳，熏灸过程中若病人出现烧灼痛明显，可停止施灸。每日灸治1次，症状严重者可每日灸治2次。

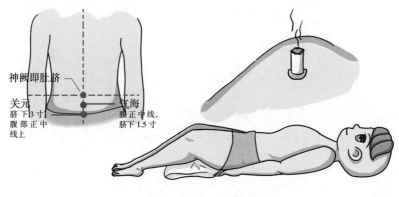

图4-5-10 穴位隔蒜灸

3. 温和灸

（1）每次选用3～5个穴位，每穴每次灸10～15分钟，以穴位表面皮肤出现红晕为度，每日灸1次。

（2）穴位选择：神阙、合谷（双）、足三里（双）、中脘、天枢（双）、关元（图4-5-11）。

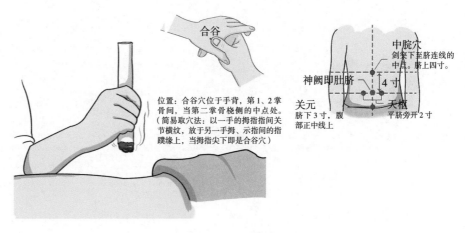

图4-5-11 温和灸

（胡婵娟）

参考文献

[1] 熊英，吴云川. 中医小儿辨体养护手册 [M]. 南京：东南大学出版社，2017.

[2] 张锐. 实用小儿推拿图册 [M]. 北京：人民卫生出版社，2013.

29检